上海市第一人民医院
"医脉相承"系列丛书

黄陈 主编

转『胃』为安

这样做
远离胃癌的
威胁

U0320554

上海科学技术出版社

图书在版编目（CIP）数据

转"胃"为安 / 黄陈主编. -- 上海：上海科学技术出版社，2024.1
（上海市第一人民医院"医脉相承"系列丛书）
ISBN 978-7-5478-6463-0

Ⅰ. ①转… Ⅱ. ①黄… Ⅲ. ①胃癌－防治 Ⅳ.
①R735.2

中国国家版本馆CIP数据核字(2023)第244265号

转"胃"为安

黄　陈　主编

上海世纪出版（集团）有限公司
上海 科 学 技 术 出 版 社　出版、发行
（上海市闵行区号景路 159 弄 A 座 9F–10F）
邮政编码 201101　　www.sstp.cn
江阴金马印刷有限公司印刷
开本 787×1092　1/16　印张 9.5
字数 110 千字
2024 年 1 月第 1 版　2024 年 1 月第 1 次印刷
ISBN 978–7–5478–6463–0/R·2922
定价：68.00 元

丛书编委会

主 编

郑兴东

执行主编

邹海东　孙晓东　刘 珂

编 委

（按姓氏拼音排序）

陈廷锋	程文红	董 频	范 江	范国荣	范秋灵
冯 睿	韩邦旻	胡国勇	胡书豪	李红莉	李金宝
李培明	李雅春	林浩东	刘 勇	刘安堂	刘少稳
娄加陶	楼美清	陆方林	陆伦根	陆元善	缪传文
潘劲松	裘正军	沈 华	宋滇文	宋献民	王 兴
王红霞	王瑞兰	王松坡	王育璠	邹素芳	吴 芳
吴 蓉	吴云成	伍佩英	伍洲炜	严 磊	余 波
俞 晔	袁 琳	张 旻	张必萌	张佳胤	张鹏宇
章家福	赵晋华	祝延红	邹芳草		

本书编委会

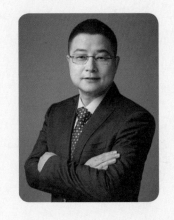

黄陈 主任医师、博士生导师、博士后合作导师，上海交通大学医学院附属第一人民医院胃肠外科主任、胃癌综合诊治中心主任，上海交通大学文治讲堂特聘教授。美国 MD 安德森癌症中心博士后、日本国立癌症中心访问学者。

长期从事胃肠肿瘤微创外科治疗，在国内率先开展 AI 人眼追踪裸眼 3D 腹腔镜手术、第四代达芬奇机器人胃肠肿瘤手术。入选上海最佳胃肠外科医师、中国普通外科学术榜全国百强、上海市科技启明星、上海市浦江人才、上海市杰出青年医学人才、上海市卫生系统新优青人才、上海市人才发展资金计划、上海交通大学晨星学者、上海交通大学医学院研究型医师等。

任国家自然科学基金评审专家，教育部学位中心论文评审专家，中国临床肿瘤学会胃癌专家委员会委员，中国抗癌协会腹膜肿瘤专业委员会委员，中国医师协会结直肠肿瘤专委会委员、外科医师分会上消化道外科专家工作组专家委员、外科医师分会结直肠外科专家工作组专家委员、外科医师分会机器人外科专家工作组专家委员，上海市医学会普外科分会委员，上海市医师协会普外科医师分会委员，上海市虹口区外科临床质控组长，上海市抗癌协会胃肠肿瘤腹腔镜专委会常务委员、胃癌专委会常务委员等。

总　序

　　1947 年，时任上海市第一人民医院（时称"公济医院"）院长的朱仰高有感于当时郊县居民缺医少药、求医无门之苦，将一辆 5 吨重的道奇卡车改装成了诊治功能一应俱全的"流动医院"。数年间，这所卡车上的"流动医院"每周日均开赴上海郊县乃至周边省市，布药施治、救死扶伤，开辟了我国送医下乡的先河。

　　时过境迁，如今我国医疗卫生事业已有了翻天覆地的变化。党的二十大报告指出，我国建成了世界上规模最大的医疗卫生体系。即便是乡野农村，非"流动医院"难以就医的窘境也已一去不复返。

　　在过去的几年里，我曾经多次带队前往井冈山、西柏坡、酒泉等相对边远的地区，为当地百姓开展义诊。据我所见，当地医疗卫生机构的硬件条件与"北上广"等医疗高地的差距已然不大。然而，我依然见到了不少因就医过晚而错失最佳治疗时机的患者，令人深感痛心。

　　痛定思痛，我想桎梏当地居民求医的主要因素之一，恐怕还是囿于健康观念和医学知识的匮乏。而这一难题，是十辆二十辆"流动医院"卡车都难以遽然解决的。

　　何以破此题？一词概之曰：科普。

　　上海市第一人民医院有着科普的"基因"。任廷桂、乐文照等医院老一辈专家均重视健康知识之宣教普及。时至如今，年轻一代的"市一人"也继承了先辈对科普的高度热情和专业精神，积极投身参加各类科普活动，获奖累累，普惠群众。

　　医学科普能够打破地域和资源的局限，将医药知识和健康理念传递到千家万户，帮助民众早发现、早治疗疾病，尽可能减少患病带来的不良后果。同时增强民众对疾病的了解，有意识地进行自我健康管理。这正是医学科普工作的应有之义。

除了个体价值外，医学科普的价值在公共卫生视野中有着更深刻的体现。《"健康中国2030"规划纲要》提出，要"建立健全健康促进与教育体系，提高健康教育服务能力，从小抓起，普及健康科学知识。"这将医学科普提升到了国家战略的高度。在面对公共卫生事件时，高度的公众健康素养能够成为保障民众健康的坚实防线。而优秀的医学科普作品也能引导、激励更多人投身于医疗卫生事业。

正是出于以上原因，我自2020年起即组织上海市第一人民医院各科室专家，编撰"医脉相承"系列丛书。丛书的编纂秉持"以人民健康为中心"的理念，融合科学性、通俗性、教育性，内容涉及预防、疾病诊断、治疗、康复、健康管理等方面，囊括新生儿喂养、青少年斜弱视，成年人常见的甲状腺病、心脏病、脊柱疾病，以及高龄人群好发的骨质疏松、眼底病、白内障、肿瘤等疾病话题，是一套覆盖全生命周期的科普丛书。在编纂本丛书的过程中，我们得到了上海市卫健委、上海申康医院发展中心、上海市健康促进中心的大力支持和悉心指导，在此特向他们表示衷心的感谢。

我希望，"医脉相承"系列丛书能够以其通俗易懂的语言向公众传达最基础、最关键的医学知识，让他们"听得懂、学得会、用得上"，从而引导公众建立科学、文明、健康的生活方式，推进"以治病为中心"向"以人民健康为中心"的转变，让每位读者都有能力承担起自身健康的第一责任！

郑兴东

上海市第一人民医院院长

本书序

胃癌是起源于胃黏膜上皮的恶性肿瘤，其发病率一直在逐年升高。在我国，胃癌的发病率和死亡率居位前列，是严重威胁我国人民生命与健康的重大疾病。

近年来，得益于体检和内镜筛查的推广，早期胃癌的检出率有所增高。随着治疗方法和技术的提升，胃癌的五年生存率有所提升，胃癌患者的生活质量也有了大幅度的改善。源头预防胃癌、早期识别胃癌、坦然面对胃癌、积极治疗胃癌是降低胃癌发病率和死亡率的重要影响因素，也是科研人员和临床医生一直在努力的目标。

本书由上海交通大学医学院附属第一人民医院胃肠外科主任、胃癌综合诊治中心主任黄陈教授主持撰写。黄陈教授作为胃肠肿瘤诊治领域的中青年才俊，为本书的组织编写倾注了大量的心血与精力。本书着眼于胃癌的流行情况、发病原因、易感人群、预防措施、临床症状、诊断治疗、预后判断等方面，从大众视角出发，用通俗易懂的语言，配合相应图片，精炼简单、寥寥数语说中要点，避免了专业人员看着简单无味、大众读者读来深奥冗长的现象。本书中有许多目前胃癌诊断和治疗方面新进展和新技术的介绍，可以帮助老百姓打破信息壁垒，让更多人了解到专业信息。本书最后部分是一些真实临床故事的分享，跟着故事的主人公经历一次胃癌的诊治，收获那些重要的健康科普知识点，更加了解"胃"，更加珍惜"胃"。

想要从源头上降低胃癌的发病率和死亡率，就需要普及胃癌的预防、诊断、治疗等相关科普知识，消除大众谈癌色变的旧观念，让普通人群了解胃癌、认识胃癌，从预防、诊断、治疗三方面入手，降低胃癌的发生率和死亡率，提高患者的早期诊断率和长期生存率，这正是"健康中国"计划的核心所在。

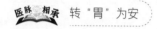

希望这本胃癌科普书能让您有所收获、有所触动，给您和您的家人的健康提个醒，让我们一起打好"保胃战"！

上海市第一人民医院党委书记

前　言

　　由于居民饮食结构的改变、生活压力的增大以及幽门螺杆菌的高感染率等因素，胃癌的发病率不容小觑。在世界范围内，胃癌是最常见的癌症之一，根据 WHO（世界卫生组织）2020 年的统计，我国新发胃癌人数近 50 万例，是全球胃癌发病人数最多的国家。在过去十年里，我国胃癌的发病率和死亡率总体呈下降趋势，但依旧是亟待解决的重大公共卫生问题。

　　我国胃癌的发病群体年轻化，有一定的地区聚集性，因早期症状隐蔽而中晚期患者较多，城市发病率低于农村。如何让广大群众提高自己的防癌意识，做好自我管理，早期认识胃癌并进行针对性预防，了解自己处于哪一阶段，显得尤为重要。胃癌三级预防的目标旨在将胃癌的发病率和死亡率降至最低，包括一级预防（增强宿主的免疫防御机制，培养健康的生活习惯等）、二级预防（早期筛查和治疗癌前病变）、三级预防（对癌症的治疗和对确诊患者的随访）。

　　本书通过通俗易懂的文字、形象生动的图片等多种形式介绍了胃的解剖和功能，胃癌的流行病学特征、危险因素、癌前病变、临床表现、诊断治疗及预后、前沿进展等。旨在让健康人群认识胃癌的危险因素，提高预防意识，缓解大众谈癌色变的恐惧心理；让胃癌高危人群关注胃癌早期症状，指导早期筛查，做到早诊早治；让胃癌患者及其家属了解诊疗过程、不同治疗方法、复查计划、后期照护及注意事项，获得治愈的机会。

　　我们力求为胃癌知识的宣传和大众科普注入新思考和新活力，然医学求知路漫漫而无涯，时间与学识却非常有限，书中难免有不足之处，敬请各位同仁和广大读者批评指正，不吝赐教。

目　录

三 不舒服不要拖   35

对胃癌的筛查和诊断
现在手段多且方便
早检查、早发现
是获得理想疗效的关键

四　"中枪"了不要慌　　　　　　　　　　71

和医生一起打好胃癌"歼敌战"
时机越早越能速战速决
读者也可以看第六章
先睹战果

五　吃好、睡好、复查好　　　　　　　　93

大病之后
对身体、对人生一定都有新的认知
保持平常心，学点新知识
配合好医生，尽早康复

六　他们的新生故事　119

一个个不幸的人和勇于担当的好医生团队
一起创造的幸运故事

One 一

认识你的胃

了解它，爱护它
是远离危险的第一步

1. 你了解自己的胃吗

说起人的消化系统，首先想到的便是胃。胃位于人体膈肌的下方，是一个中空的器官，上方的开口为贲门，下方的开口为幽门。胃又称胃脘，"脘"的古音念作"管"，指的是胃上通食管，下接肠管。

胃分为四部分，贲门附近称为贲门部。贲门以上向左上方膨出的部分称为胃底。胃底向下的中间大部分，称为胃体。胃体下界与幽门之间，称为幽门部。

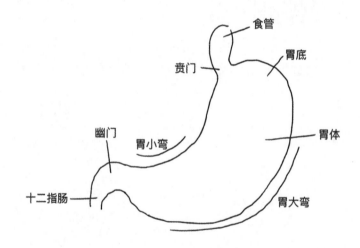

胃在没有内容物的情况下容量大约只有 50 mL，别看它容量小，功能可不少。

其一，储存食物。进食的时候，胃体和胃底部的肌肉会产生反射性舒张，幽门依旧是紧闭的，因此食物经口、食管进入胃后会暂时停留在胃内进行消化。

其二，消化和吸收。胃通过不断蠕动和分泌消化酶进行机械性和化学性的消化。胃基本没有吸收功能，仅能吸收少量的水分、葡萄糖、蛋白质、无机盐、酒精及部分药物等。

其三，分泌功能。胃可以分泌胃液、胃泌素、促肾上腺皮质激素（ACTH）样物质、生长抑素、组胺等，这些物质都参与了食物消化和吸收过程。当机体出现一些疾病时，这些物质的分泌会有变化，检测这些物质的含量变化可以作为诊断疾病的方法。

胃的分泌功能

细　　胞	功　　能
壁细胞	盐酸——消化与防御
	内因子——促进维生素 B_{12} 的吸收
主细胞	胃蛋白酶原——被活化后消化蛋白质
黏液细胞	黏液——中和胃液，保护胃黏膜
内分泌细胞	胃泌素、生长抑素

其四，防御功能。众所周知，胃酸是 pH 最低的体液，它的存在让胃长期处在一个强酸的环境中，很多微生物都可以被杀死。同时，胃的黏膜屏障及胃淋巴组织等也可防止病原微生物及异物的侵入。

2. 胃里的"常住民"幽门螺杆菌

幽门螺杆菌（Helicobacter pylori，Hp）可能是最"成功"的人类病原体，它寄生在世界上 50% 的人的胃里。我国属于幽门螺杆菌高感染率国家，平均感染率约为 59%，在我国某些地区，感染率高达 80% 以上。

幽门螺杆菌感染是已知与胃癌发生关系最密切的危险因素。经典的肠型胃癌演变过程为正常胃黏膜→浅表性胃炎→慢性非萎缩性胃炎→慢性萎缩性胃炎→肠上皮化生→异型增生→胃癌，其中多个阶段均与幽门螺杆菌感染相关。

众多证据表明，幽门螺杆菌流行率的增高常常伴随着胃癌发生率与危险性的升高，而根除幽门螺杆菌可降低胃癌及其癌前病变发生的风险，因此，根除幽门螺杆菌是胃癌一级预防的重要手段。

要想知道自己有没有感染幽门螺杆菌，最常用的检查方法就是C-14（或C-13）呼气试验。检查时，患者口服含有C-14标记的尿素，若胃内存在幽门螺杆菌，尿素就会被分解成氨和C-14标记的二氧化碳（$^{14}CO_2$），$^{14}CO_2$经患者呼气排出体外，通过检测呼出气体中$^{14}CO_2$的含量，从而判断有无幽门螺杆菌感染。

经过呼气试验检查，就算发现自己有幽门螺杆菌感染也不必慌张。事实上，仅1%～3%幽门螺杆菌感染者最终会发展为胃癌，而绝大多数感染者并无此患。胃癌的发生受幽门螺杆菌毒力（尤其是东亚型慢性萎缩性胃炎A+）、宿主遗传、宿主微生物群以及包括饮食在内的环境等多因素的影响。只要在医生的指导下正确、规律地服用药物，幽门螺杆菌感染的问题就能顺利得到解决。目前治疗幽门螺杆菌的药物治疗方案为四种药物联合使用：第一种为质子泵抑制剂，比如奥美拉唑、雷贝拉唑；第二种为铋剂，比如胶体果胶铋、枸橼酸铋钾；外加两种抗生素，比如阿莫西林、克拉霉素、呋喃唑酮、左氧氟沙星、四环素、甲硝唑等。通常服药疗程为2周，停药1月后复查。

3. 为什么会反酸和呃逆

呃逆（嗳气）是指有气体经口腔溢出，而反酸是指酸性胃内容物经贲门、食管反流进入口腔的症状。两者同属消化不良症状，常同时出现，一般多见于胃食管反流病。

胃食管反流病是由于胃食管交界处松弛或一过性松弛，胃内容物向食管及口腔反流所导致的症状及组织学损伤。有些患者仅有反流症状，影响生活质量，而有些则会出现食管黏膜炎症、破损，乃至形成溃疡、狭窄。食管黏膜上皮发生变化后会形成巴雷特食管，还会伴随有咽喉部等呼吸系统的相关问题，如慢性咽喉炎、声音嘶哑、慢性咳嗽、哮喘等。

除胃食管交界处的功能及结构异常外，胃肠蠕动缓慢、胃动力差、胃十二指肠运动不协调等都可能是发病的原因。饮食不节制、暴饮暴食、肥胖、吸烟、饮酒等也会诱发或加重症状。某些药物可以使胃食管交界处的功能受损，或刺激食管黏膜，也会加重这类疾病和症状。合并有其他疾病，如糖尿病、帕金森病、结缔组织病等也是该症的发病原因。

如果只有偶尔的呃逆、反酸，可能是由于进食不节制导致的，注意调理饮食，短时间内症状能缓解的话，可暂时观察。

但40岁以上的人若新近出现上述症状，并短时间内无法缓解，还是应该看医生，必要时进一步检查。

4. 非处方抗酸药不能随便吃

抗酸药是常见的胃病对症治疗用药，在药店中也很常见，一些人会自行服用抗酸药以缓解胃部不适，但若不注意方法，擅自用药，则可能产生严重的副作用。

首先，我们应当了解一下要用抗酸药的原因。

抗酸药一般是一类弱碱性的物质，口服后能中和胃酸，从而降低胃内容物的酸度，消除胃酸对胃、十二指肠正常黏膜和溃疡面的侵蚀和刺激，同时降低胃蛋白酶的活性，缓解疼痛并促进伤口的愈合。

抗酸药是常见药物，不需处方便能购买。但是这小小的抗酸药也不能随意乱用，滥用会导致四大副作用。

（1）便秘与腹泻

抗酸药常含铝和钙成分，如果使用过量，可能会导致便秘；而含镁的抗酸剂，则可能会导致腹泻。一旦出现上述症状需停用抗酸药。

（2）肌肉抽搐

抗酸剂中含有的铝、钙、镁等成分，被人体摄入后，会影响血液中的这些矿物质的含量。一旦服用过量，可能会导致患者出现肌肉酸痛、浑身无力，甚至肌肉抽搐的症状。

（3）结石

含钙的抗酸剂，会导致肾脏中有大量的钙沉积，形成肾结石。因此，患有肾脏疾病的患者在服用抗酸剂前需咨询医师的意见，切勿擅自服用。

（4）骨质疏松

与含钙抗酸剂相反，大量服用含铝的抗酸剂，会让体内的钙、磷酸盐等物质被排出体外，这些物质的减少，会导致骨质疏松的出现。

5. 哪类黑便是异常的

黑便是指大便颜色变黑或呈现暗红色，是消化道疾病患者的常见症状，更是需要警惕的胃癌表现之一。

正常情况下进食某些食物，如大量进食动物血、牛肉、猪肝等，因为这些食物中含有铁元素，可导致大便发黑。此外杨梅果酱、桑葚果酱等，由于食物本身颜色偏深，也会导致大便呈黑色，一般3~4天可自行消失，无需治疗。还有一些药物如治疗幽门螺杆菌三联药物中的铋剂，也会导致黑便，停药后会自行消失。

异常情况下的黑便通常与消化道出血有关，如肝硬化患者门脉高压引起的食管胃底静脉曲张破裂、胃溃疡穿孔出血、胃癌出血、直肠息肉、出血性肠溃疡等，都可能造成黑色大便。这是由于血液中含有大量的铁元素，在进入肠道以后与消化液发生反应，从而可导致黑色大便。

（1）消化系统疾病

食管胃底静脉曲张破裂、消化性溃疡、消化系统肿瘤如胃癌、肠癌等均可导致消化道出血。在发病的早期会出现大便异常的情况，黑便便是一种常见的病症。因此建议有消化不良、食欲降低、恶心、呕吐等消化系统症状的患者及时到医院进行相关检查。若既往有肠道溃疡性疾病、肠道息肉、肠癌等疾病，一定要及时正规治疗，避免出现肠坏死的危险情况。

（2）血液系统疾病

某些血液系统疾病，如白血病、血友病、再生障碍性贫血、特发性血小板减少性紫癜等引起出血，血液进入消化系统则导致黑便。此时需要对因治疗，明确诊断后遵医嘱进行相关治疗。平时要注意身体护理，并且注意观察自己的身体状态。大便黑色的同时，如果出现了身体乏力、头晕或者面色苍白的症状，应该及时就诊查明原因，根据个人不同情况进行相关的治疗，避免治疗延误而导致病情越来越严重。

6. 你知道胃癌有多猖獗吗

由于居民饮食结构的改变、工作压力的增大以及幽门螺杆菌的高感染率，胃癌的发病率不容小觑。胃癌可以发生在胃的任何部位，以胃窦部最为多见，其他好发部位为胃底贲门部，胃体发生胃癌的概率较小。

在世界范围内，胃癌是最常见的癌症之一。根据 2020 年发布的数据，全球胃癌发病率在癌症中位列第五，死亡率位列第四，全球新发胃癌人数超 100 万例，死亡人数超 70 万例。根据 WHO 2020 年的统计，中国新发胃癌人数近 50 万例，是全球胃癌发病人数最多的国家。

各区域胃癌的流行病学趋势存在很大差异，胃癌发病率和死亡率最高的是东亚，而北美和北欧的发病率较低。

据统计，过去十年胃癌的发病率和死亡率总体呈下降趋势。发病率和死亡率的下降可能和幽门螺杆菌的感染下降、摄盐量下降、对烟草的干预措施等相关。尽管有向好的趋势，但一些地区胃癌发病率下降仍不太明显。在大多数国家，40 岁或以上的人群中胃癌发病率下降，而在 40 岁以下的人群中发病率上升。

从性别比例来看，2000—2019 年中国男性胃癌发病率和女性胃癌发病率都有所增加，而男性胃癌死亡率增加，女性胃癌死亡率则有所下降。

当下我国胃癌的发病有以下特点：男性多于女性，发病群体年轻化，具有一定的地区聚集性，城市发病率低于农村。

特别提醒

早期胃癌症状隐蔽，因此中晚期胃癌患者比例较高。胃癌最常见的发病部位是在胃窦，即胃的出口。但胃食管结合部，即胃的入口部位的胃癌发病率近年来也在升高。

大家应该提高自己的防癌意识，做好自我健康管理，早期认识胃癌，并进行针对性预防。

7. 哪个地区胃癌发病率最高

全球范围内，胃癌的发病情况在地区和人群中存在较大的差异。根据国际癌症研究所发布的 GLOBO-CAN 2020 数据库的胃癌患者数据显示，2020 年全球胃癌新发病例数居恶性肿瘤发病人数的第五位，东亚地区的新发病例数最高，其次为中南亚。

我国 2020 年胃癌新发病例数占全球新发病例的 43.94%。随着胃癌早筛早治的开展、幽门螺杆菌感染率的下降和居民健康饮食习惯的改善，胃癌的发病率和死亡率呈下降趋势，但是仍处于较高的水平，疾病负担依旧严重。我国由于人口基数大和人口老龄化的加剧，癌症负担将进一步增加。

2022 年 2 月，国家癌症中心发布了最新的全球癌症统计数据，数据来源是全国各肿瘤登记处提交的 2016 年肿瘤登记数据。因为癌症数据的统计通常会延迟几年，所以尽管现在是 2023 年，我们看到的却是 2016 年的数据。

统计数据显示，我国恶性肿瘤发病中胃癌居第三位，位于肺癌和结直肠癌之后。全国男女合计恶性肿瘤发病率最高的为东部地区，其次为中部和西部地区。从城乡发病率来看，农村胃癌的发病率高于城镇。甘肃、青海、河北、山西、江苏、安徽、河南、陕西等是胃癌的高发省。

俗话说病从口入，不同地区特别的饮食习惯在一定程度上也与疾病的发生息息相关。例如喜欢吃腌制的食物、喜好饮酒等，为胃癌的发生提供了便利条件。

除了饮食外，不同地区的生活习惯、工作生活的环境等也是癌症发病差异的原因之一。生活地域也许无法改变，但我们可以改变饮食习惯和生活方式。其中，少吃腌制食物、戒烟、戒酒，是远离胃癌的有效措施。

8. 哪些人容易得胃癌

胃是我们消化食物的重要脏器之一。一般而言，胃癌好发于70岁以上的老年人，但随着生活方式和饮食习惯的改变，目前胃癌的发病逐渐年轻化。研究认为，胃癌的发生是多因素作用、多基因调控、多步骤参与的复杂过程。那么哪些人是胃癌的好发人群呢？

（1）吸烟、饮酒者

俗话说："不吸烟，不喝酒，病魔见了绕道走。"吸烟是胃癌的危险因素之一。世界卫生组织明确表示，吸烟者发生胃癌概率增加，而每日吸烟20支以上，患胃癌风险可增加3倍。烟草烟雾中含有一种叫做多环芳烃的致癌物，进入胃后会直接损伤胃黏膜上皮细胞，导致上皮细胞凋亡和异常增生，增加致癌风险。

酒精是一级致癌物，长期饮酒可增加胃癌发生风险。酒精进入胃内，会破坏胃黏膜屏障，导致慢性胃炎发生，从而诱发胃癌。如果长期大量饮酒，还可促进幽门螺杆菌定植。研究表明，每天饮酒（乙醇量）50克以上可使消化道恶性肿瘤发生风险增加70%。

（2）不良饮食习惯

如果平时不注意饮食卫生，经常吃腌制、烟熏及霉变的食物，以及经常吃一些辛辣、油腻及坚硬食物，则患胃癌的风险比常人高很多。另外，饮食不规律、经常暴饮暴食、不爱吃早餐也会增加患胃癌的概率。

（3）幽门螺杆菌感染者

幽门螺杆菌影响着全世界50%以上的人群。世界卫生组织和国际癌症研究机构已经把幽门螺杆菌列为胃癌致癌因子，通常可以用血清学抗体检测或呼气试验来测定。

（4）遗传因素

有胃癌家族史、家族性腺息肉病等人群的胃癌发生率会更高。相关人群可以做肿瘤筛查，根据医生的建议定期行胃镜等检查。

（5）其他因素

其他如肥胖、既往有溃疡手术史等都可能会增加患癌风险。

9. 听说 A 型血的人易得胃癌，是真的吗

ABO 血型是人类发现的第一个血型系统，ABO 系统相关的抗原抗体在胃肠道上面高度表达。1953 年，第一次发现血型和胃癌的发病相关。

目前有较多的研究表明，相较于其他血型的人，A 型血是胃癌的危险因素，会增加人群发生胃癌的风险。胃癌在 A 型血人群当中发病率要比非 A 型血人群患胃癌的比例高 10% 左右，而其他血型的患者胃癌发病率无明显差异。

胃部的慢性炎症和胃癌的发生发展相关，A 型血的人群胃肠道表面的抗原可以增强宿主胃肠道的炎症反应，从而参与胃癌的发生和发展。

血型是由父母双方的遗传物质来共同决定的，因此，胃癌的发生发展和遗传因素有部分关系。我们可以通过遗传因素来辅助判断是否是胃癌的高危人群，但是胃癌的发生发展不仅仅由遗传因素决定，还同时受多种外界环境的影响。因此，对于患胃癌可能性较大的人来说，更应该通过重视环境因素的控制来降低发病的风险。

10. 小孩子会得胃癌吗

胃癌是一种年龄相关性疾病，胃癌在不同年龄阶段的发病率差异较大。在小于 40 岁的人群中胃癌发病率比较低，而在 40 岁以上的人群中发病率快速上升；在 65 岁左右的人群中胃癌发病率达到顶峰，65 岁以上的人群中男性患者数逐渐下降，而女性患者数下降趋势不明显。

胃癌发病的年龄分布趋势全国各地都十分类似，这可能与胃癌的致病原因有关。

首先，随着年龄的增长，患者暴露于胃癌致病因素的机会增加，暴露时间也变长，比如酗酒吸烟的时间增加，幽门螺杆菌的感染时间延长，都会增加患者患癌的风险。

其次，随着年龄的增加，胃癌潜伏期较长，从危险因素侵蚀机体到发病通常要经过 10 ~ 20 年的时间，所以胃癌患者的年龄普遍较大。

近些年来，19 ~ 35 岁的年轻人的胃癌发病率有升高趋势。由于年轻人对自己身体忽视，抱有侥幸心理，以及早期胃癌症状的非特异性，往往很少及时就医，耽误病情，错过了最佳的就医时间。青年胃癌的恶性程度高，病情进展快，预后也比较差，所以年轻人也要对胃部的各种症状加以重视，积极就医，尽早治疗。

而对于小孩子来说，得胃癌的可能性是非常小的。如上所述，胃癌是一种多原因的慢性刺激性的疾病，小孩子的年龄较小，胃部暴露刺激受到的损伤也较少，因此，绝大部分小孩不会患胃癌。

特别提醒

仍有极少数有家族病史的小孩由于遗传因素影响而患有胃癌。因此，有家族胃癌病史的家庭要定期带小孩去医院体检，以排除胃癌的可能性。另一方面，更要注意给小孩培养健康的饮食习惯，减少胃癌的发生概率。

11. 胃炎来了，胃癌还会远吗

如果把我们的身体看作一个微缩的社会生态系统，那么在人体的新陈代谢过程中，各系统各司其职，在防御、消化、排泄等不同领域发挥着不可替代的作用。这些系统良好和协调的运作保证了机体平稳有序的运行。在食物的摄取和消化过程中，胃起着承上启下的关键作用。胃在主细胞、壁细胞等成员的共同协作下，完成分泌胃酸、溶解食物、吸收营养等多重作用。

正如战争、饥荒、瘟疫等能够造成社会的动荡乃至崩溃，某些因素也试图打破胃内的运行秩序，其中基因突变最值得关注。当细胞发生基因突变后，便会变得自由散漫、无视规则、肆意复制、四处侵扰，不仅导致胃的功能受损，更进一步威胁整个机体的健康。那么，胃究竟是如何一步步走向失控的呢?

（1）第一步：慢性浅表性胃炎

胃镜查到了"慢性浅表性胃炎"? 无需惊慌!

浅表性胃炎，从医学角度讲即胃黏膜组织学上有炎症细胞浸润、组织水肿等。一般来说，只要你接受胃镜检查，几乎无一例外都会得到这个诊断。慢性浅表性胃炎十分普遍，意味着功能性消化不良或非溃疡性消化不良，并不是胃黏膜出现了严重的慢性炎症。

（2）第二步：慢性萎缩性胃炎

如果胃镜结果查到"慢性萎缩性胃炎"，那可就要注意了。

我们的胃每天受到食物的刺激或幽门螺杆菌定植的持续侵袭，慢性浅表性胃炎很难彻底恢复，时间长了，可能会逐渐演变发展为慢性萎缩性胃炎。慢性萎缩性胃炎与年龄增加、机体衰老、器官萎缩是相平行的，表现为胃黏膜层萎缩、变薄等。

而实际上，萎缩性胃炎的症状没有特异性和与严重程度的相关性,它常以隐痛、饱胀不适及消化不良形式出现,餐后较明显。所以不能依靠症状来推断是否存在萎缩性胃炎,而应通过胃镜来诊断。

慢性萎缩性胃炎是胃癌主要的癌前疾病,发展为胃上皮原位癌的概率较高,需要引起警惕。

(3)第三步:肠上皮化生

肠上皮化生是一种更应重视的癌前疾病!

肠上皮化生指的是胃黏膜上皮细胞被肠型上皮细胞所代替,即胃黏膜中出现类似小肠或大肠黏膜的上皮细胞。杯状细胞、潘氏细胞和吸收上皮细胞的出现是其典型特征。它常与慢性萎缩性胃炎合并发生,与肠型胃癌的发生密切相关。

肠上皮化生的出现,与性别、年龄、饮食习惯、吸烟、饮酒、幽门螺杆菌感染、胃癌家族史、胃食管反流病、维生素 D 缺乏等因素有关。尽管内镜检查在一定程度上能够判断肠上皮化生的存在,但病理诊断仍是金标准。

抗幽门螺杆菌治疗是预防肠上皮化生向胃癌进展的关键一步。

(4)第四步:异型增生

一旦被诊断为异型增生,就要及早进行干预和治疗!

胃上皮异型增生是癌变过程中最重要的阶段,特征为细胞分化不良、腺体结构紊乱。可通过常规内镜、共聚焦激光内镜、病理检查等进行诊断。尽管重度异型增生具有较高的癌变率,但实际上异型增生依然属于癌前病变。

对于轻中度异型增生,需要长期定期进行内镜随访和活检,同时配合抗幽门螺杆菌治疗。而对于重度异型增生患者,应使用内镜下黏膜切除术(EMR)或内镜黏膜下剥离术(ESD)进行早期治疗。

(5)第五步:胃癌

当癌前病变未被及时发现或未经及时处理,便很有可能导致胃癌的发生。作为最常见的恶性肿瘤之一，胃癌早期缺乏特异性症状与体征，因而经常导致患者失去最佳治疗时机。

特别提醒

当患者出现以下症状时，应保持高度警惕：

- 不能缓解的腹部不适（如腹胀、食欲不振、消化不良等），或伴有反酸，且多无诱因，使用抗酸药治疗效果不好，或者时好时坏，症状进行性加重。
- 体重减轻，伴有乏力。
- 大便明显变黑。

尽管胃癌可经该五步过程发生，但这些过程并非不可阻断和逆转。通过定期复查胃镜早期发现胃黏膜的异常改变，进而早期干预，能够有效防止胃黏膜发生恶变。只要能够做好早期干预工作，胃炎来了也并不可怕。

12. 幽门螺杆菌根除后还会得胃癌吗

幽门螺杆菌感染与胃正常黏膜到非萎缩性胃炎，再到胃癌的发生都密切相关。2022年5月，由中华医学会消化病学分会制定的《第六次全国幽门螺杆菌感染处理共识报告（非根除治疗部分）》（下称《共识》）正式发布。《共识》强调无论是否出现症状或并发症，只要证实有 Hp 感染且不存在抗衡因素者，都需要接受根除治疗。根除幽门螺杆菌收益有很多，不仅能有效预防溃疡复发，降低胃癌发生率，还可快速消除胃黏膜活动性炎症，有效阻滞胃萎缩。

据统计，幽门螺杆菌根除之后的复发率较低，值得注意的是幽门螺杆菌究竟是否被完全根除。专家建议可以间隔半年或一年行呼气试验复查,如果连续三次都是阴性便可确定幽门螺杆菌被完全根除了。

2020年发布的《筛查与根除幽门螺杆菌预防胃癌:台北全球共识》指出,世界范围内有超过85%的胃癌可归因于幽门螺杆菌感染,在人群中根除幽门螺杆菌可预防绝大多数胃癌。但是胃癌发病是遗传加环境多种因素综合作用的复杂过程,我们仍不应放松警惕。

13. 哪类慢性萎缩性胃炎发生胃癌的风险高

内镜检查结合组织病理学检查可将慢性胃炎区分为慢性非萎缩性胃炎和慢性萎缩性胃炎(CAG)两大基本类型。诊断为萎缩性胃炎(合并或不合并肠化生)的患者,很多因恐癌的焦虑心情来消化科门诊就诊。

慢性萎缩性胃炎的患病率一般随年龄增加而上升,其发生与幽门螺杆菌感染密切相关,建议常规检测幽门螺杆菌感染。慢性萎缩性胃炎的诊断包括内镜诊断和病理诊断,确诊应以病理诊断为依据。病理学证实的化生性萎缩是判断胃黏膜萎缩的可靠指标。

累及全胃的重度慢性萎缩性胃炎(伴或不伴肠化生)具有较高的胃癌发生风险。判断慢性萎缩性胃炎的严重程度建议采用胃炎评价系统或基于肠化生的胃炎的病理评价系统,血清胃蛋白酶原Ⅰ与胃蛋白酶原Ⅱ比值和胃泌素17检测有助于判断胃黏膜萎缩的范围和程度,这些均需由专业医生来检测和判断。

慢性萎缩性胃炎和肠化生的防控目标是避免其进展为高级别上皮内瘤变(HGIN)和早期胃癌。主要是去除病因、缓解症状、改善胃黏膜炎性反应，以及饮食和生活方式的个体化调整。

如前所述，根除幽门螺杆菌是治疗慢性萎缩性胃炎的首要措施，可部分逆转胃黏膜萎缩，干预肠化生。最佳的干预时间为胃癌前变化（包括萎缩、肠化生和上皮内瘤变）发生前。

对与慢性萎缩性胃炎相关的另一致病因素胆汁反流，可应用促动力药和（或）有结合胆酸作用的胃黏膜保护剂。有条件时，可酌情短期应用熊去氧胆酸制剂。

胃黏膜保护剂、叶酸、中药制剂对包括慢性萎缩性胃炎在内的胃癌前状态有一定治疗作用。

特别提醒

　　累及全胃的重度慢性萎缩性胃炎建议每1～2年复查胃镜；轻中度、局限于胃窦的慢性萎缩性胃炎建议每3年复查胃镜；伴有肠化生的轻中度萎缩性胃炎可每2～3年复查胃镜。

14. 哪些癌前病变可能发展成癌症

胃癌是一种常见的恶性肿瘤，但很多人对胃癌的癌前病变不甚了解，甚至常常混为一谈。癌前病变指的是在肿瘤形成之前，细胞发生了某些变化，这些变化被认为是肿瘤发生的先兆。以胃为例，在胃黏膜上出现了一些不良变化，但尚未发生恶变，这种状态即为胃的癌前病变。尽管这些病变并非肿瘤，但若不及时处理，则很可能演变为胃癌。

在前文所提到的五步胃癌发展过程中，慢性萎缩性胃炎、肠上皮化生、异型增生都属于胃的癌前病变，此外还有胃腺瘤、可能伴

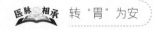

胃异型增生和胃癌的良性胃息肉，也被列为胃的癌前病变范畴。

（1）慢性萎缩性胃炎与肠化生

慢性萎缩性胃炎与肠化生和肠型胃癌的发生息息相关。完全性肠化生表现为杯状细胞、具有管腔刷状缘的吸收性肠上皮细胞和MUC2蛋白的表达，而不完全肠化生表现为球形细胞、无刷状缘的吸收性肠上皮细胞和MUC5AC、MUC6蛋白的表达。另一种化生形式——假幽门/表达解痉多肽的化生（SPEM），也被认为与慢性幽门螺杆菌感染和胃癌的发生发展相关。

（2）异型增生

异型增生已被定义为胃上皮明确的癌变，只是尚未突破固有层，从显微镜中观察，已存在细胞的形态异常、分化异常、结构紊乱等表现。

（3）胃腺瘤

胃腺瘤一般包含幽门腺瘤和泌酸性腺瘤两种，分别由排列紧密的幽门型上皮小管/扩张腺体，或发育不良腺体组成，与胃底腺型胃腺癌具有形态上的一致性。

（4）良性胃息肉

包含增生性息肉和胃底腺息肉两种常见类型，分别与幽门螺杆菌感染和质子泵抑制剂的使用相关。大约2%的增生性息肉会出现肠化生、异型增生或腺癌表现。

知道了癌前病变与真正的胃癌存在显著不同，很多人可能对于癌前病变的早期治疗抱有无所谓的态度，这是万万不可取的。早期发现和治疗胃的癌前病变，对于提高患者生存率非常重要。尽管早期癌前病变一般不会引起症状，易被人们所忽略，但一旦发现，就应该采取积极措施进行早期治疗。

如果对癌前病变采取了置之不理的态度，便很容易导致胃癌的发生。当出现了胃部不适、腹胀、食欲不振、恶心等早期胃癌的非特异性症状时，也常易被人忽略，而延误最佳的治疗时机。

15. 发现了癌前病变，要如何处理

如果在体检中发现了上述的癌前病变，毋庸担心，因为此时施加及时的治疗和干预，对于阻止其进一步向胃癌发展，是十分有效的。

根据癌前病变的不同，处理的方式也存在一定的差异。

（1）治疗胃炎和胃溃疡

胃炎和胃溃疡是引起胃黏膜病变的常见原因，治疗这些疾病可以有效预防癌前病变的发生。胃炎和胃溃疡的治疗方法因具体病因而异，包括药物治疗和外科手术等。

（2）切除胃息肉

胃息肉尽管是常见的良性病变，但是有些胃息肉有可能演变成恶性病变，因此需要及时切除。胃息肉的治疗方法包括内镜下切除和外科手术等。

（3）内镜下黏膜切除术

内镜下黏膜切除术是一种微创手术，可以切除胃黏膜上的不良病变，从而预防癌症的发生。这种手术具有创伤小、恢复快、并发症少等优点，适用于癌前病变的治疗。

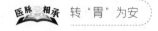

癌前病变虽不是癌症,但对于预防癌症的发生同样重要。如果发现胃黏膜上出现不良病变,请务必及时就医,积极处理,以免病情恶化。

打好"保胃战"

目前没有预防胃癌的特效药
生活方式预防是最重要的途径

1. 胃癌会遗传吗

胃癌患者在门诊上"是否有家族史"是必然会被问到的问题。同时，他们也会担心自己的病会遗传给下一代。

胃癌的发生与多种因素有关，遗传因素只在其中起部分作用。大部分胃癌都不会直接由父母遗传给子女，患有胃癌的父母会将部分胃癌易感基因遗传给子代，增加子女得胃癌的风险，但是父母得胃癌并不意味着子女一定会得胃癌。

当子女继承了父母的胃癌易感基因时，其患有胃癌的可能性会增大，医学上我们称为"胃癌的肿瘤易感性增加"。在同样的外界危险因素的刺激下，肿瘤易感性较大的人患有胃癌的风险就增高。同时，随着年龄的增大，人体的免疫力降低，会进一步增加患者遗传得到的肿瘤易感性，患胃癌的风险进一步增高。

在所有胃癌类型当中，只有3%左右的胃癌类型构成了遗传形式，其中包括胃腺癌、家族性肠胃癌、遗传性弥漫型胃癌和胃近端息肉病。

与遗传关系最明确的是遗传性弥漫型胃癌，这是一种常染色体显性综合征，是由某个抑癌基因失活导致的。有研究显示，该抑癌基因致病变异携带者患胃癌的风险明显高于正常人。在80岁时，男性携带者患有胃癌的累积风险可达70%，女性携带者的风险为56%。

但是，胃癌的发生是由外界因素和自身因素等多种因素共同作用的，胃癌患者的近亲只是胃癌的高危人群，患胃癌的风险增高而已。家族中若发现有胃癌患者，我们可以通过做好预防措施来降低自己患有胃癌的概率。

首先，改变自己的生活方式，建立健康的饮食方式、作息习惯，远离那些可能导致胃癌的危险因素。其次，定期体检，将胃癌发生的可能性扼杀在摇篮之中，及时发现，及时治疗。

2. 防治胃癌的"一二三四五"口诀

在此为广大的健康关注者提供一个防治胃癌的口诀。

一找二听三坚持 四食五炼不畏惧

一 找	及时、尽早地寻找医生诊治
二 听	认真听取医生的建议与治疗方案制订，配合完成每个方案、每个阶段的治疗
三坚持	晚期胃癌患者的治疗往往要联合多种治疗方案，很多患者会觉得繁琐、疲惫，但是，请努力坚持下去
四 食	注重饮食、护理等，加强营养
五 炼	保持良好的生活习惯，早睡早起，视情况锻炼身体
不畏惧	对于疾病，对于生命，对于死亡，我们要采取勇敢、积极、客观、理性的态度去面对

不幸患了胃癌时也需要不畏惧、不怕它，坚定一颗与病魔斗争到底之心，坚信总会有新的希望来临。本书后面的章节会说到很多战胜病魔的故事。

3. 和传统咸鱼、腌菜说"拜拜"

古人常说"病从口入"，对于胃癌而言更是如此。

前面我们讲到了幽门螺杆菌在胃癌发生中起到了重要的致癌作用，而感染病菌的主要途径就是通过"口－口"与"粪－口"，经由感染者接触的食物或餐具进行传播。因此，光是防范幽门螺杆菌的感染还不够，我们还要管好自己的嘴，将"哪些不能吃"牢记于心。

许多证据表明腌酸菜、咸菜、咸鱼、咸肉等盐渍食物是导致胃癌发生的重要元凶。我国的邻居——韩国的胃癌发病率高居世界第一，这与他们喜食泡菜与烤肉的习惯密切相关。我国西北地区人群胃癌高发，在他们的日常饮食中不乏腌肉、腌菜。盛产烟熏肉的湖南地区胃癌发病率也不低。在广东地区，虽然整体胃癌发病率不算高，但东部潮汕一带，因为有吃咸鱼、腌菜的习惯，胃癌发病也较突出。

事实上，食品在腌制过程中可产生大量的亚硝酸盐，这类物质是医疗界公认的致癌物，被食用进入我们的胃中后，会在胃酸与细菌的作用下，合成亚硝胺与亚硝酰胺类物质。亚硝胺会严重损害胃黏膜，因此经常进食腌制食品的人容易得胃炎或胃溃疡等疾病。随着这些胃部疾病的进一步发展，最终就有可能会演化成为胃癌。

高盐饮食是幽门螺杆菌引起胃癌的重要"帮凶"，我国又恰好是幽门螺杆菌 CagA + 菌株感染的高发国家，倘若两者兼有必定"后患无穷"。所以，让我们和咸鱼、腌菜说"拜拜"，走好预防胃癌每一步。

4. 哪些健康的饮食能防胃癌

前面我们讲了幽门螺杆菌与高盐饮食对于胃健康的危害，通过损害胃黏膜，增加发生胃炎、胃溃疡，甚至胃癌的概率。另外，我们还要注意避免长期的高脂饮食，如烧烤、汉堡、大鱼、大肉等。在物质丰富的今天，我们餐桌上的食物变得更加高脂、高蛋白，肥胖的问题便接踵而至。肥胖是导致胃癌发生的高风险因素之一，与其他恶性肿瘤发生也密切相关。研究表明肥胖人群的癌症患病率是正常人的3~4倍。当然，老生常谈的烟酒也是我们日常生活中的"隐形杀手"。

那么，看看哪些食物可以帮助我们防癌并促进健康。

首当其冲便是新鲜的蔬果，它们富含人体所需的各类维生素，不仅可以降低致癌物的致癌作用，抑制癌细胞的增殖速度，还可以刺激人体内对抗肿瘤的免疫系统，稳固抗癌防线。蔬果当中无淀粉蔬菜类，特别是葱属植物（洋葱、大蒜等）和水果（柑橘类），是公认的胃癌保护因素，可以降低胃癌的发生风险。另外，白色蔬菜和菌类也被报道是对预防胃癌有利的食物。

还有一些食物可以保护我们的胃黏膜，间接地防止胃癌的发生。

绿茶中的茶多酚有抗氧化的能力，可以抑制癌细胞的生长与增殖，还可以减少致癌物亚硝基类化合物的合成。牛乳、酸奶等乳制品中含有的磷脂质可以保护我们的胃黏膜，促进胃黏膜上皮的修复，从而降低胃癌的发生。另外乳制品中含有的钙离子、维生素D等也具有抗癌的作用，有助于减少胃癌的发生。

5. 真正的饮食防癌法：减重限糖

如今，网络上充斥着各种食物防癌的信息，但它们往往并没有得到科学验证。今天我们就教大家一招真正有效的饮食防癌的方法——减重限糖。

众所周知，肥胖和心血管系统疾病、内分泌系统疾病有密切的关系，可是您知道吗，肥胖与癌症也有密切联系。

各种各样的流行病学研究发现，肥胖与生殖系统和消化系统肿瘤都有密切关系，如乳腺癌、子宫癌、卵巢癌等。调查结果显示肥胖女性罹患乳腺癌、子宫癌、卵巢癌的概率比正常体重的女性高出三倍，男性肥胖者则结直肠癌和前列腺癌的发病率增加。除此之外，肥胖还会影响人体的免疫功能，最新研究表明：高脂饮食诱导的肥胖会损害小鼠的 CD8＋T 细胞（一种免疫细胞，直接杀伤肿瘤细胞）的功能，从而加速肿瘤生长。

过量糖的摄入同样被视为健康的大敌，但大家往往不清楚糖也是诱发癌症的因素之一。长期大量食用升糖指数（GI）高的食物易导致体内糖代谢的紊乱，身体长期处于高血糖负荷下，会导致胰腺癌、乳腺癌、胆囊癌等癌症发病率的上升。此外，高糖饮食会引起肥胖，而肥胖与癌症的关系在前文中也已叙述。最新研究表明：过量摄入含糖饮料、人工加糖饮料和糖摄入量与结直肠癌发病率升高有直接关系。

近年来，肥胖人群基数逐年增高，糖的摄入量也不断攀升。如今，世界卫生组织已经把糖、烟、酒并列为癌症的三大诱因。希望大家能健康饮食，减重限糖，为自己的健康负责。

6. 烟酒不离口，胃癌跟你走

我国作为胃癌大国，发病率和死亡率都远超世界平均水平。据统计，在我国的所有恶性肿瘤中，胃癌发病率排第二，死亡率排第三。

生活节奏过快、情绪紧张、饮食不规律等都是胃癌的危险因素，其中吸烟与饮酒首当其冲。

（1）吸烟与胃癌

众所周知，吸烟与肺癌息息相关，但事实上，吸烟也是胃癌的危险因素，吸烟人群胃癌发病率相较于不吸烟人群升高 72%。

吸烟时，少部分烟草会随吞咽动作进入胃内。这些物质直接刺激胃黏膜，引起黏膜下血管的收缩、痉挛，破坏正常胃黏膜屏障，导致急慢性胃炎、胃溃疡的形成，经久不愈的胃溃疡、萎缩性胃炎有发展成胃癌的风险。

与此同时，长期暴露在吸烟环境中（"二手烟"）的危害也是类似的。

（2）饮酒与胃癌

酒精是一种明确的致癌物质。很多人饮酒后会感到胃部有烧灼感，这与酒精对胃黏膜的刺激有关。

长期饮酒的刺激会损伤胃黏膜屏障，破坏分泌胃酸的细胞。酸度降低的胃内部环境会促使有害细菌的繁殖和定居。同时酒精还是不少致癌物质的良好溶剂，会促进致癌物的吸收。饮酒还会损伤肝脏，肝功能异常会导致人体免疫低下、代谢功能紊乱等，进而使得人体在肿瘤面前不堪一击。

7. 保持好情绪，驱走胃癌

一生气就胃疼？这可不妙！因为不良情绪竟会导致胃癌！

胃是最易受情绪情感影响的内脏器官之一。胃肠道黏膜容易受到情绪的影响，当人愤怒、焦虑、生气时，胃肠运动出现高反应状态，随着时间的推移，可能会发展为胃溃疡、胃痉挛。长期处于紧张、焦虑、抑郁和疲劳状态的人也易诱发胃癌。因此易怒、焦虑、悲观等情绪是不可取的，要保持积极向上的心情和态度。

想要养胃，除了养成良好的饮食和生活习惯之外，还应保持充足的睡眠和好心情，学会释放压力，避免不良情绪伤心又伤身。

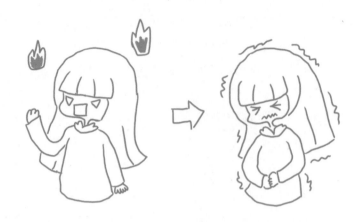

近年来，有研究表明，抑郁、焦虑、愤怒等不良情绪会影响胃癌风险基因的表达量，既能上调促癌基因表达、又能下调抑癌基因表达，从而促进胃癌的发生发展。

其余研究表明不良情绪与多种消化道慢性疾病存在密切关系，其中抑郁可引起幽门螺杆菌感染率增加，持续存在的幽门螺杆菌能够促进胃癌基因的表达，间接促进胃癌的发生。

因此，胃癌的发生与情绪的关系密不可分，让我们保持良好心情，驱走胃癌！

8. 补充益生菌可以预防胃癌吗

胃内微生态的失衡、内环境的炎症与胃癌的发生是密切联系、互相影响的。

研究发现，胃内菌群失调以及益生菌的减少是胃恶性肿瘤发生的一个重要诱导因素，而对于有长期慢性胃炎的"老胃病"患者来说，又进一步促进了细胞向肿瘤细胞的恶性转化。

益生菌不仅可以恢复胃内微生态的平衡，还具有抑制慢性炎症反应的作用，益生菌干预是一种有效的癌症预防和治疗策略。

摄入一定数量的益生菌可以有效预防胃癌的发生。其中最具代表性的就是乳酸菌，因为它们可以抑制幽门螺杆菌的生长，降低胃癌的发生风险。此外，益生菌还有改善肠道微生物环境的作用，减少致癌物质在肠道中的生成，间接抑制胃癌的发生发展。

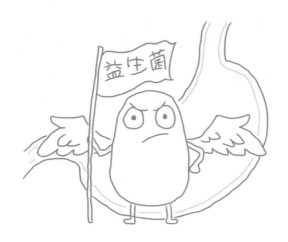

同时，益生菌可以降低人体胃内的致癌物质含量，并增加胃肠道黏膜屏障的保护作用，从而预防胃癌。此外，益生菌还可以调节人体免疫系统，增强身体的抵抗力，减少因感染等不良因素导致的胃癌发生风险。

9. 出现哪些症状要开始警觉了

大部分胃癌患者早期无明显特异性症状，当出现临床症状来就诊时，已发展成为进展期胃癌，此时的治疗效果会大打折扣。

以下是一些胃癌早期可能出现的症状，出现这些症状时请及时就诊，早发现，早治疗。

（1）前兆

胃癌一般没有明显前兆。当存在癌前病变（如胃溃疡、萎缩性胃炎）时，会表现出一些容易被忽视的症状：烧心、消化不良、嗳气、腹胀、食欲不佳等。

（2）早期症状

约80%的胃癌患者没有明显的早期症状。部分会出现饱胀不适、上腹部疼痛、消化不良等轻微不适，但往往会被认为是胃炎而不予重视，从而错过早期治疗的最佳时机。

（3）中期症状

随着肿瘤的进展，胃癌中期患者的临床症状逐渐表现出来。最常见的症状是上腹部疼痛和体重减轻。胃癌的疼痛与消化系统溃疡不同，主要位于左上腹，没有明显规律，与进食无关，但也有合并胃溃疡的患者，表现为进食后疼痛。随着肿瘤的增大，也会出现上腹部包块。如果肿瘤侵犯了血管，会出现贫血、便血等症状。

（4）晚期症状

晚期胃癌的主要症状依旧是上腹部疼痛，但此时的疼痛加剧，并会出现呕吐、黑便、乏力、体重下降等癌症晚期的恶病质表现。

（5）伴随症状

伴随症状因肿瘤的位置和分期不同也有所差异。肿瘤位于贲门处的患者会出现吞咽困难；位于幽门处的患者会出现恶心、呕吐，且呕吐物大多为胃内容物。伴肝转移的可能有右上腹的胀痛，伴腹膜转移的会出现腹水。

10. 胃癌能被早期诊断吗

如上所述，胃癌的早期症状不明显，甚至不典型，当肿瘤进一步发展时，患者会出现上腹部疼痛及其他不适症状。

大多数患者症状较轻，仅表现为食欲减退、反酸、恶心等症状，部分患者表现为进行性消瘦。由于胃癌早期常无症状，易被患者忽视。

随着病情的进展可出现：体重减轻、贫血、乏力、水肿、发热、黄疸、上腹部疼痛加重；贲门癌累及食管可出现吞咽困难；胃窦部癌引起幽门梗阻时可出现恶心、呕吐宿食，出血时可出现呕血和黑便等。

胃癌的诊断检测方法有很多，例如胃镜、超声胃镜、CT、PET-CT 等。在内镜直视下，可以看到胃内的情况，并且可以钳夹病变组织行病理检查。局部的 CT 或者核磁共振可以判断肿瘤的位置，胸部CT、全身骨扫描、头颅 CT 或 MRI 可以观察是否有转移。

后面的章节里，我们会详细说说这些诊断检测方法。利用好这些检测方法，可以尽早确诊胃癌。

11. 传说中的幽门螺杆菌疫苗真有吗

目前，幽门螺杆菌感染的治疗主要依靠抗生素，但抗生素耐药性的增加给治疗带来了挑战。

幽门螺杆菌疫苗的研发是预防和控制感染的有效手段，这是一个漫长而艰辛的过程。早在 20 世纪 80 年代，科学家们就开始了幽门螺杆菌疫苗的研发，但由于幽门螺杆菌具有复杂的免疫原性和易变性，导致疫苗研发的进展缓慢。我国第三军医大学邹全明教授团队研制成功了世界上首个幽门螺杆菌疫苗，该疫苗采用了独特的"分子内佐剂黏膜疫苗"理论，在临床试验中显示出良好的有效性和安全性。

幽门螺杆菌疫苗具有以下优势。

（1）有效性高：临床试验表明，幽门螺杆菌疫苗能够有效预防Hp 感染，保护率超过 70%。

（2）安全性好：幽门螺杆菌疫苗的安全性良好，没有明显的副作用。

（3）适用人群广：幽门螺杆菌疫苗适用于所有未感染的人群，包括儿童、青少年和成人。

幽门螺杆菌疫苗的研制成功为预防和控制幽门螺杆菌感染提供了新的手段，而此类疫苗的研发仍在不断推进。目前，幽门螺杆菌疫苗的有效性仍有待提高。未来有望通过优化疫苗的设计和制备工艺，进一步提高疫苗的有效性，还有望研发出适用于幽门螺杆菌感染人群的疫苗，以实现感染的根治。幽门螺杆菌疫苗的成本较高，未来通过降低疫苗的生产成本，可能使其更加普及。

随着科学技术的进步，幽门螺杆菌疫苗有望在未来取得更大的突破，为人类健康做出更大的贡献。

12. 到底要不要尽早切除胃息肉

患者拿到自己的胃镜报告后，如果在报告中发现"息肉"两字，总不免有些恐慌。"我的息肉究竟会不会癌变？我要不要做手术将它早早切除？"这两个问题一直困扰着很多人。

一般来说，胃息肉癌变的概率跟息肉的大小、数量、类型有关。息肉分为炎性息肉、增生性息肉、腺瘤性息肉。炎性息肉主要是指出现在胃黏膜上的良性病变，通常是由于长期的炎症刺激导致局部的增生；增生性息肉指胃体表面隆起性的肿物病变，以胃底腺型息肉多见。这两种息肉的癌变概率较低。而腺瘤性息肉是增生的胃黏液腺所组成的胃黏膜上皮细胞良性肿瘤，常起始于胃小凹部，向外生长。在腺瘤性息肉中，管状腺瘤的癌变率较低，为 5% ~ 10%；绒毛状腺瘤的癌变率较高，约为 50%。此外息肉的直径越大，其癌变的可能性越高，直径在 1cm 以下的息肉癌变率很低，而大于 2cm 的息肉则具有较高的癌变风险。最后，多发性的息肉更有可能是恶性息肉，具有很高的癌变风险，单发性的息肉则多考虑为良性息肉。

那么，发现息肉后到底切不切呢？应该说，并不是所有的胃息肉都需要切除。

（1）通常情况下，对于直径＞ 2cm 的息肉，无论它的数量、类型、是否有蒂，都建议尽早通过腹腔镜手术切除。

（2）针对直径在 1 ~ 2cm 的息肉，我们需要根据息肉的具体情况考虑。如果息肉的数目较多，类型较差，则建议尽早切除。直径 ＜ 2cm 的息肉切除手术大多是通过胃镜进行的，患者不必过多担心手术的安全性。

（3）如果息肉的直径＜ 0.5cm，数量较少并且属于炎性 / 增生性息肉时，只需要注意饮食，定期做胃镜复查即可，无需进行手术切除。

但是无论是哪一种息肉，我们都应该根据医生的建议调整饮食，忌辛辣刺激，戒烟戒酒，保持良好的生活习惯和定期复查。

Three 三

不舒服不要拖

对胃癌的筛查和诊断
现在手段多且方便
早检查、早发现
是获得理想疗效的关键

1. 从胃癌筛查说起

民以食为天，吃对于中国人来说十分重要。不良的生活、饮食习惯或多或少会对胃有影响，大部分人胃不舒服了不太当回事，可是长此以往，胃就容易生病。胃癌是一种恶性疾病，这种疾病对患者自身的影响非常大。如何打好"保胃战"，我们可以先从胃癌筛查说起。

胃癌诊疗规范（2018年版）建议将符合下列第1条和第2～6条中任一条者列为胃癌高危人群和筛查对象：①年龄40岁以上，性别不限；②胃癌高发地区人群；③幽门螺杆菌感染者；④既往患有胃溃疡、慢性萎缩性胃炎、胃息肉、手术后残胃、肥厚性胃炎、恶性贫血等胃癌前疾病；⑤胃癌患者的一级亲属；⑥存在胃癌其他高危因素（高盐、腌制饮食，吸烟、重度饮酒等）。

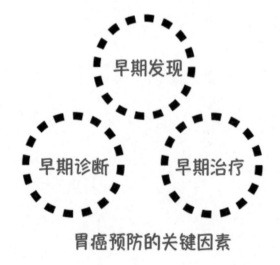

胃癌预防的关键因素

目前常用的筛查方法包括血清学检查、Hp感染检测、内镜筛查等。一般认为，通过胃镜等检查可以早期发现胃内有无息肉、溃疡、癌前病变。

（1）血清胃蛋白酶原（pepsinogen，PG）检测：我国胃癌筛查采用 PG Ⅰ 浓度 ≤ 70μg/L 且 PG Ⅰ/PG Ⅱ ≤ 3 作为萎缩性胃炎的诊断临界值，欧洲及日本都将这些临界值视为胃癌高危人群的筛查标准。根据血清 PG 检测和幽门螺杆菌抗体检测结果对胃癌患病风险进行分层，并决定进一步检查策略。

（2）胃泌素 17（gastrin-17，G-17）：血清 G-17 浓度检测可以诊断胃窦（G-17 水平降低）或仅局限于胃体（G-17 水平升高）的萎缩性胃炎。

（3）上消化道钡餐：X 线钡餐检查可能发现胃部病变，但敏感度及特异度不高，已被内镜检查取代，不推荐使用 X 线消化道钡餐进行胃癌筛查。

（4）内镜筛查：内镜及内镜下活检是目前诊断胃癌的金标准，近年来无痛胃镜发展迅速，并已应用于胃癌高危人群的内镜筛查，极大地提高了胃镜检查的患者接受度。

2. 医生开的哪些抽血项目很重要

我们常说防治胃癌的关键在于早期发现、早期诊断、早期治疗，尽管三个"早期"能够串联预防胃癌的理念，然而迈出第一步"早期发现"就充满了困难。我国胃癌患者在首次确诊时就有近 90% 属于进展期，其中绝大多数是因为在胃癌早期时没有出现明显症状，未接受任何的检查，因而错过了最佳的发现胃癌的时间。想要提高胃癌患者的生存率，降低死亡率，定期对普通人群进行胃癌筛查是最有效的方法。

胃癌筛查主要依赖电子胃镜检查，然而因其侵袭性的缺点，导致很多人不愿意接受内镜筛查。早期胃癌的先兆可能是血液中某些成分的异常，只通过抽取几毫升静脉血就可以发现胃黏膜的病变，

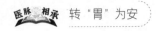

血清学筛查无创、经济、快速的特点无疑更具吸引力。

目前血清学筛查主要检查的项目有胃功能、Hp 抗体与肿瘤标志物。胃功能有三项，分别为胃蛋白酶原 I（PG I）、胃蛋白酶原 II（PG II）和胃泌素（G-17）。PG I 与 PG II 的比值降低表示胃黏膜发生萎缩，通常将 PG I ≤ 70 µg/L 且 PG I /PG II ≤ 3 作为针对无症状健康人群的胃癌筛查界限值。G-17 反映胃窦内分泌功能，将 G-17 ≤ 1pmol/L 或 G-17 ≥ 15pmol/L 作为 G-17 阳性，提示胃窦黏膜存在异常。Hp 感染是目前已明确的胃癌主要致病因素之一，血清学 Hp 抗体阳性会进一步提高罹患胃癌的风险。

胃癌血清学肿瘤标志物检测颇具争议，常用的肿瘤标志物包括癌胚抗原（CEA）、糖类抗原（CA19-9、CA72-4、CA125）等，它们在早期胃癌中的阳性率不足 10%，而且其水平会受到其他非肿瘤疾病或特殊生理情况的影响，并不建议用于胃癌筛查。

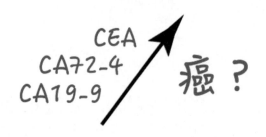

然而很多医生仍开具肿瘤标志物检测，其一是因为尽管单项标志物的升高对胃癌并不敏感，但当多项肿瘤标志物同时升高时，患有肿瘤的可能性就大幅度提高了；其二是因为肿瘤标志物具有动态监测病情的临床意义，通过比较每一次肿瘤标志物的变化，医生能更好地判断病情有无进展或改善，从而辅助指导后续的检查与治疗。

小小的几管血就蕴含了极其丰富的信息，而其背后隐藏的经济价值也不容小觑。通过无创、安全、简单、便宜的验血先将普通人群进行划分，胃癌风险人群再接受进一步的胃镜检查，大多数健康人则避免了胃镜检查所带来的成本上升与感受不适，从而更好地分配有限的医疗资源。

3. 呼气试验前的注意事项

C-13、C-14呼气试验是目前检测幽门螺杆菌首选的非侵入性方法，也是幽门螺杆菌治疗后复查的首选方法。C-14具有一定的放射性，不适合应用于备孕者、孕妇、儿童等特殊人群，此外，C-13、C-14呼气试验检测幽门螺杆菌是一样的。那么在呼气试验前有哪些注意事项呢？

（1）检测前要停用抗生素1个月，铋剂停用2周，质子泵抑制剂和胃黏膜保护剂等停药至少1周。如果没有停药可能造成假阴性的结果，也许幽门螺杆菌只是暂时被抑制了，并没有被根除。

（2）在呼气试验当天要空腹，以免食物影响检测。在吞服胶囊的时候可以适量喝水，使得胶囊能与胃黏膜充分接触。

（3）呼气试验前一周有过消化道出血的患者尽量延期检测，避免假阴性的结果。

4. CT能看到胃部肿瘤吗

CT是电子计算机断层扫描，我们所说的CT是一种由X线球管发出X线，对人体某一部位的一定厚度进行扫描，经过转换器的后处理，得到身体某一部位横断位的或立体的图像，来寻找病变的技术。

正常胃在CT中的影像学表现为：胃壁厚度均匀，一般不超过5mm；胃窦处明显增厚；胃壁可出现增厚假象；收缩状态下的胃窦较厚，且多为对称性，浆膜面光滑无外突，与胃癌有所不同；贲门口部胃壁轻度增厚并向腔内隆起，增厚以贲门口为中心且两侧对称；黏膜

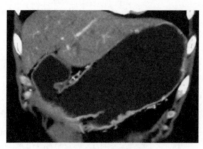

正常胃 CT 增强

皱襞在 CT 横断面图像上，呈类似小山嵴状的黏膜面隆起。

胃癌在 CT 中的影像学表现为：胃壁增厚、腔内肿块、溃疡、环堤、胃腔狭窄、黏膜皱襞改变、胃壁异常强化。

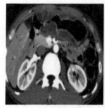
胃壁增厚

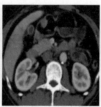
腔内肿块

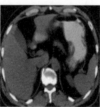
溃疡

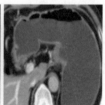
环堤

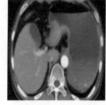
胃腔狭窄

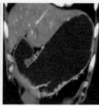
黏膜皱襞改变

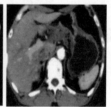
胃壁异常强化

不同类型进展期胃癌的 CT 表现也不同。

（1）Borrmann Ⅰ型，息肉（肿块）型癌：癌肿表面凹凸不平，外观呈结节状、巨块状、菜花状、蕈伞状、孤立的息肉状等，边缘可有切迹；基底部与周围胃壁分界清楚。

（2）Borrmann Ⅱ型，局限溃疡型癌：癌肿形成较明显的腔内溃疡，周边的隆起环堤与周围胃壁分界清楚。

（3）Borrmann Ⅲ型，浸润溃疡型癌：溃疡大而浅，环堤宽而不规则，外缘呈斜坡状外侵，与周围胃壁分界不清。

（4）Borrmann Ⅳ型，弥漫浸润型癌/皮革胃：胃壁增厚，胃腔狭窄，狭窄胃腔的黏膜面不光滑，管腔形态不规则。

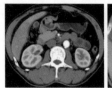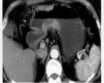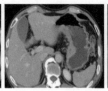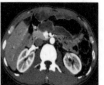

Borrmann Ⅰ型　　　Borrmann Ⅱ型　　　Borrmann Ⅲ型　　　Borrmann Ⅳ型

5. 医生让检查者喝的白色液体是什么

　　小李最近胃不舒服，老是觉得肚子胀、消化不良，于是他觉得应该去医院检查检查。医生建议他做一个胃肠镜检查，可是因为他胆子小，医生就让他先去做一个全消化道钡餐造影。

　　看着检查单，小李非常茫然：钡餐造影前要怎么准备呢？

　　首先，我们需要了解哪些人不能做钡餐造影。在通常情况下，消化道梗阻、穿孔、急性出血、急性胃肠炎、孕妇、消化道瘘、年老体弱不能配合的患者等，不建议行消化道钡餐检查。

　　其次，做钡餐检查前三天不要服用不透 X 线和影响胃肠功能的药物（如葡萄糖酸钙、铁剂等），最好在前一天晚上十点之后停止进食、饮水，空腹去做检查。如果是幽门梗阻的患者，应在洗胃之后，抽净胃内液体再做造影。

　　最后，我们要保持好心情，不要紧张和焦虑，配合医师的要求。

　　按照约定好的时间，小李来到了检查室。医生给了小李一杯白色的液体让他喝。小李又犯嘀咕了：这白色的东西是什么呀？喝了它对我的身体有什么影响吗？

　　其实，白色的东西是药用硫酸钡，因为钡餐检查全称是消化道钡餐造影检查，它利用硫酸钡的特性作为造影剂，通过 X 线来对消化道进行检查。与钡灌肠不同，钡餐造影是通过口服的途径摄入造影剂，因此可以对整个消化道进行详细的检查。由于药用硫酸钡（即硫酸钡的悬浊液）不溶于水和脂质，所以不会被胃肠道黏膜吸收，因此对人基本无毒性。这种白色液体并不会伤害身体，所以普通大众不用过分担心，只需要放松自己，配合医生检查就能得到正确的检查结果。而如果在检查后有异常，就需要在医生的指导下做其他检查。

当然，钡餐造影也有注意事项。钡餐造影只能间接看到胃的形态、大小、黏膜纹理、皱襞状态、胃的蠕动情况等，对于微小的损伤、早癌、小的息肉等却无法观察到，更不能像胃肠镜一样直接在检查过程中做活检等处理，所以符合条件的患者还是建议做胃肠镜检查。

在胃镜检查前，除了泻药外，医生有时还会给受检者另一瓶白色的液体。这就不是上面说的钡餐了，而是西甲硅油，一种乳白色或灰白色的黏稠状液体。这是因为胃内正常情况下存有泡沫、黏液，而且加上检查前的紧张情绪，受检者不由自主地咽口水会增加泡沫的数目，这些泡沫会影响内镜检查。而西甲硅油可以让气体释放出来，这是纯粹的物理作用，口服后不会被胃肠道吸收，也就不会产生毒性。

6. 上消化道病变的首选检查方法 ——胃镜

胃镜检查作为一种直观、清晰、高效的检查手段，被越来越多的医生提倡，也随之走进大众的视野，今天我们就向大家揭开胃镜的面纱。

　　胃镜是临床上对胃进行检查所使用的常见器具，它借助一条纤细、柔软的管子沿着食管伸入胃中，医生可以通过前端的摄像头直接观察食道、胃和十二指肠的病变，尤其是微小的病变。胃镜检查可以直接观察到胃各个部位的真实情况，更可结合病理活检及细胞学检查，对可疑病变部位进行进一步明确诊断，是目前上消化道病变的首选检查方法。

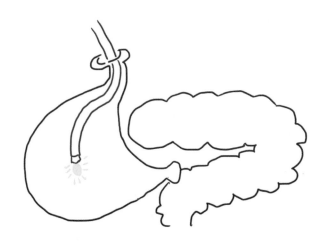

　　胃镜起源于 1868 年的德国，在 1983 年技术达到成熟，又经历了多次改良，如今已是重要且安全的检查手段。因其直观、清晰、准确的特点，备受消化科医生的重视。胃镜经历了硬式胃镜、半曲式胃镜、纤维胃镜和电子胃镜等发展阶段，在欧美等发达国家已成为常规的体检项目。胃镜于 20 世纪 50 年代引入我国，至今已发展60 余年。在 2012 年的报告中，我国胃镜开展达到 1 664 例/10 万人口，但仍仅为日本的 1/5。

　　由物镜系统、像阵面光电传感器和 A/D 转换集成模块组成的。电子胃镜能够产生高清晰度的图像，同时，通过计算机可以对这些图像进行各种技术处理，例如进行三维显像、测定黏膜血流、测定黏膜局部血色素含量以及局部温度等。

7. 胃镜的检查流程是怎么样的

对于受检查者来说，胃镜检查需要经历以下几个步骤。

（1）事前准备

检查前应停止使用抗凝药物（阿司匹林至少停用3天，华法林7天），至少8小时不得进食，4小时不得进水，因为食物在胃中容易影响医师的诊断，并且容易引起受检者发生恶心、呕吐。为了减少喉咙的不适，医护人员会在检查前3分钟，在受检者喉头喷麻醉剂。若为无痛胃镜，则会直接在医务人员的帮助下进入全麻状态。如果在使用药物后出现头晕、面色苍白、呼吸困难等症状，需要立即停止服用药物，及时向医护人员报告。

（2）检查前

受检者在进行胃镜检查前需要换上宽松的衣物，并采取左侧卧姿、左腿伸直、右腿微曲的体位。当医生将胃镜从受检者口中的塑胶器中伸入时，受检者需要全身放松，并稍作吞咽动作，以便使胃镜能够顺利通过喉咙进入食道完成检查。在胃镜通过喉咙时，受检者可能会隐痛不适和想要呕吐，这是胃镜检查中的不适时刻，但时间较短，大多数人容易克服。

（3）检查时

当医师在进行检查时，受检者不要做吞咽动作，而应改由鼻子吸气，口中缓缓吐气，以便检查顺利完成。有些人会因空气随管子进入胃中，而感觉胀气、恶心。如果感觉疼痛不适难以忍耐，可以向医护人员打手势求助，以便其采取必要措施，但是千万别抓住管子或发出声音，防止胃镜对喉咙或者内脏器官造成损伤。

（4）事后处理

在胃镜检查后 1~2 小时内请勿进食，若喉咙没有不适感，可先少量饮水；若无呛咳感觉，可以先进食软性食物（豆浆、稀饭、牛奶等），以免粗糙食物造成食道或胃出血。有些人会有短暂的喉咙痛、异物感，这些症状通常 1~2 天就可恢复。若出现持续且剧烈的腹痛、恶心、便血、呕血等不适症状，还需及时去医院就诊。

延伸阅读

哪些人需要做胃镜

- 病情反复发作超过 6 个月。
- 年龄在 40 岁以上。
- 直系亲属有消化道肿瘤的病史。
- 肿瘤标志物异常升高，复查也不正常。
- 有消瘦及消化道出血。

哪些人不适合做胃镜

- 严重心脏病：严重心律失常、心肌梗死急性期、重度心力衰竭者。
- 严重肺部疾病：哮喘、呼吸衰竭不能平卧者。
- 严重高血压、精神病及意识障碍不能合作者。
- 疑似食管、胃、十二指肠穿孔者。
- 急性咽喉部疾病胃镜不能插入者。
- 腐蚀性食管损伤急性期者。
- 严重驼背者。
- 禁食不足 6 小时者。
- 癫痫频繁发作者。

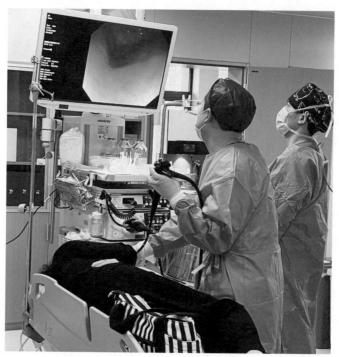

医生在为患者做胃镜

8. 现在有哪些特殊的胃镜

（1）超声胃镜

超声胃镜（简称 EUS）是一种将微型高频探头安放在内镜前端的检查装置，当内镜进入胃腔后，医视在内镜下直接观察腔内形态的同时，又可进行实时超声扫描，以获得管道壁各层次的组织学特征及周围邻近脏器的超声图像。

超声胃镜的主要优势在于同时具备了超声检查和普通胃镜的优点。微型高频探头的设置有利于我们清晰地观察食管和胃肠黏膜表面的微小病变，从而确定胃肠黏膜下病变的特征和范围。此外，超声胃镜还能够判断消化道恶性肿瘤的侵袭程度和范围，对于胃的隆起性病变的诊断和治疗也具有价值。不仅如此，超声胃镜还可以用于鉴别胃溃疡的性质、判断胃癌的侵犯程度和淋巴结转移情况，以及诊断胰腺系统疾病等。

（2）胃镜下特殊成像

色素内镜是一种用于观察和诊断消化道黏膜病变的方法，它通过将试剂或色素配置成溶液，并在消化道黏膜上进行直接喷洒或口服的方式进行染色。通过染色，可以更容易地识别普通内镜难以辨认的消化道黏膜和某些表面的性状。使用复方碘溶液可以对食管黏膜的鳞状上皮进行染色，肿瘤区域不会被着色，与正常上皮形成明显对比的深棕色。而亚甲蓝和靛胭脂则适用于食管以外的消化管黏膜的染色。依据色素的特点，可以针对不同的情况采用对比法或吸收法进行观察。

另一种胃镜 NBI 模式，无需喷洒色素即可更加清楚地观察胃肠黏膜的表层血管网。在 NBI 模式下，能够增加正常和病变黏膜之间的对比度，更清晰地显露病变部位。

胶囊胃镜的形状与标准药物胶囊相似，包含一个微型相机和电池。患者吞下胶囊后，胶囊会沿胃肠道运动，每秒拍摄大量图像，并传输到接收器。胶囊内窥镜检查的主要用途是探查肠镜和胃镜检查无法看到的小肠区域，具有无痛、无创、无交叉感染等特点。

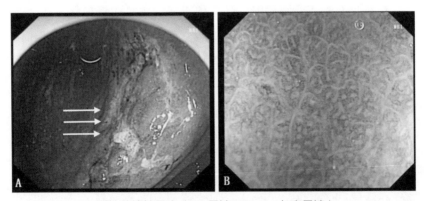

慢性萎缩性胃炎（A：胃镜 NBI；B：色素胃镜）

延伸阅读

胶囊内镜的适应证

- 不明原因的消化道出血，胃镜、结肠镜检查不能确定病因。
- 其他检查提示有小肠影像学异常。
- 各种炎症性肠病，但没有肠梗阻无法解释的腹痛、腹泻。
- 怀疑小肠肿瘤。
- 不明原因的贫血等。

胶囊内镜的禁忌证有：急性肠阻塞、慢性肠道狭窄、溃疡导致胃肠变形等。

9. 拿到胃镜报告自己怎么看

经过以上的介绍，相信大家对胃镜已经有了基本的认识，并且也知道如何配合医生进行胃镜检查。下一篇我们将为大家介绍如何看懂一份胃镜报告。

检查者拿到胃镜报告时，除了能看懂"未见明显异常"或"溃疡"这样的结果外，在面对一堆专业术语，还搭配一些英文字符时，常常会是一头雾水。下面就以胃癌为例，讲解一下胃镜报告的组成，并列举一些常见的诊断结果。

一份完整的胃镜报告一般由标题、基本信息、镜下检查、病理检查、胃镜诊断这几个部分组成。如果胃镜下未取活检则没有病理检查。

（1）基本信息：一般会显示被检查者的基本信息，如年龄、性别、检查号等，保证胃镜检查报告与被检查者对应，以便记录、核对、归档。

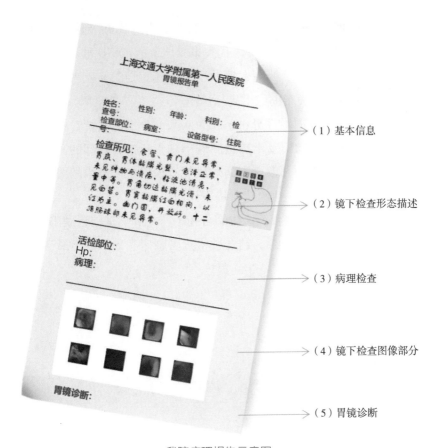

我院病理报告示意图

特别提醒

　　普及介绍以胃癌为例的报告，目的是增加被检者对胃镜检查的了解，消除被检者不必要的顾虑和紧张情绪，更好地与医生合作。但是临诊时，任何胃镜报告均需要交由专业医生进行解读，不能自行判断。

　　（2）镜下检查形态描述：在形态描述中，具体记录从食管、胃底、胃体、胃角、胃窦、幽门到十二指肠在胃镜下的形态，是医生的观察所见。

（3）病理检查：一般包括活检部位、病理诊断及幽门螺杆菌（Hp）检查结果。取活检不一定代表患有严重的胃病比如胃癌，胃镜只能看到黏膜的外观，当胃黏膜改变具有迷惑性时，就需要取组织活检，从细胞学层面帮助医生进行诊断。

（4）镜下检查图像部分：一般为八张，分别为食管、胃底、胃体、胃角、胃窦、幽门及十二指肠球部和十二指肠降部的图像，是医生根据镜下表现，选取含有病灶或能够说明定位结构的图片。根据内镜下看到情况，医生再进行镜下诊断。

（5）胃镜诊断：由胃镜医生结合镜下所见和病理结果做出诊断，临床医生将根据胃镜结果，结合被检查者临床表现，做出最后的诊断和处理。

10. 常见的胃镜病理报告有哪几种

（1）幽门螺杆菌（Hp）感染阳性

目前大部分三甲医院胃镜检查往往包括幽门螺杆菌检查，若有Hp感染，报告上会提示阳性或（+），此时需要在医生的指导下进行抗菌治疗，杀灭幽门螺杆菌。

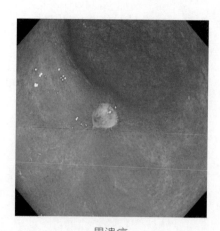

胃溃疡

（2）慢性非萎缩性胃炎

一般被检查者可在镜下描述中看见"红斑（点状、片状、条状），黏膜粗糙不平，出血点（斑），黏膜水肿及渗出"这样的描述，即"红白相间，以红为主"，是很常见的胃镜报告结果，一般不需要治疗。

若被检查者有腹痛、腹胀、消化不良等症状，则进行对症治疗，同时需改善生活习惯，清淡饮食；若伴有糜烂，需取活检，并定期复查。

（3）慢性萎缩性胃炎

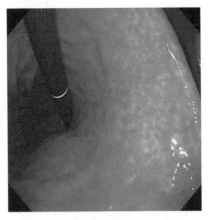

慢性萎缩性胃炎

这是常引起被检查者紧张的报告结果，常有被检查者自行上网查资料后得知，这是一种"癌前病变"。

慢性萎缩性胃炎的镜下表现为：胃黏膜颜色变淡，即"红白相间，以白为主"。萎缩型胃炎根据萎缩面积被分为C1、C2、C3、O1、O2、O3级或者轻、中、重度。据分级或分度采取不同的应对措施：如果是"C1、C2"或"轻度"这样的低等级，不需太过担心，积极配合治疗，消除高危因素，并进行定期胃镜监测即可；如果是"高等级"或"重度"萎缩型胃炎，且伴有其他癌变高危因素，则需要进行介入或手术治疗。

（4）胃黏膜上皮异型增生（GED）

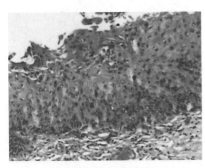

高级别上皮内瘤变

又称不典型增生，或上皮内瘤变，这是在病理检查中常出现的词，目前世界卫生组织（WHO）要求用上皮内瘤变的说法取代前两种。上皮内瘤变属于癌前病变，它的出现代表细胞形态、结构、功能出现异常。

上皮内瘤变被分为两级：低级别上皮内瘤变和高级别上皮内瘤变，其中高级别上皮内瘤变尤其危险，有发展为原位癌的可能。低级别上皮内瘤变经过治疗可能好转，同时需要定期胃镜随访；高级别上皮内瘤变则一般需要在胃镜下进行胃黏膜剥离术。

（5）肠化生

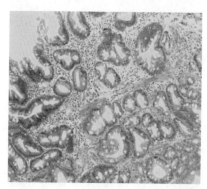

肠化生

肠上皮化生是指胃黏膜上皮细胞被肠型上皮细胞所代替，即胃黏膜中出现类似小肠或大肠黏膜的上皮细胞。肠化生可以分为完全性肠化生和不完全性肠化生，根据免疫组化又分为小肠化生和大肠化生。其中不完全肠化生与胃癌有密切关系。肠化生常常与慢性萎缩型胃炎一同出现，需要定期胃镜随访。

（6）胃癌

早期胃癌在胃镜下可能表现为小的息肉样凸起，局部凹陷或者表面扁平隆起，局部黏膜粗糙，质脆，容易出血。可通过亚甲蓝进

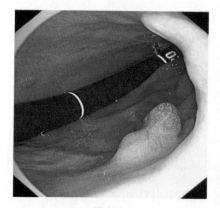

胃息肉

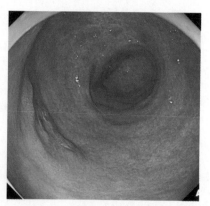

早期胃癌

行染色鉴别，对于无法明确的病例，需要密切监测，多次活检。

进展期胃癌在胃镜下的表现主要以下几种类型：①隆起型：表现为菜花样的肿物，有浅表糜烂、充血、溃疡；②溃疡型：表现为溃疡边缘有不规则的结节状增生，有僵硬感或呈增生隆起，常附有污物；③浸润型（革囊胃）：整个胃黏膜粗糙而僵硬，黏膜表面高低不平，有明显水肿和浅表糜烂，胃腔狭小或扩张受限，蠕动减弱或消失。

以上便是常见的胃镜病理报告结果，如果检出幽门螺杆菌则需要抗菌治疗；慢性非萎缩性胃炎需要对症治疗，改善饮食作息习惯；慢性萎缩性胃炎、上皮内瘤变、肠化生，都不是癌，但都属于癌前疾病或癌前病变，需要警惕但不要过度焦虑，要遵循医嘱，配合治疗，定期复查。

11. 胃的低级别黏膜上皮内瘤变会逆转吗

胃的低级别黏膜上皮内瘤变（LGIN）即细胞形态和组织结构上存在不同程度的不典型性，是明确的肿瘤性病变，相当于胃黏膜的轻、中度异型增生，属于癌前病变。胃的低级别黏膜上皮内瘤变进展缓慢，长期临床转归有两种结局——逆转即异型性消失，或小部分发展为胃癌。

胃的低级别黏膜上皮内瘤变具有一定的癌变潜力，应进行规范化的内镜下精细评估。经病理活检诊断为胃的低级别黏膜上皮内瘤变的病变中，如病变＞2cm 和 / 或存在明确边界且表面微结构存在异常，常会出现术后病理升级，认为是胃的低级别黏膜上皮内瘤变中的高危病变。

根除幽门螺杆菌有助于阻断胃的低级别黏膜上皮内瘤变进展为高级别黏膜上皮内瘤变（HGIN）或胃癌；胃的低级别黏膜上皮内瘤变行内镜治疗后，根除幽门螺杆菌有助于防止胃癌复发和异时性胃癌（异时性胃癌是指早期胃癌治疗后，超过 12 个月后发现新的病灶。大部分病灶多出现在胃原发病灶的邻近部位，且组织病理类型相同）的发生。

对于内镜下有清晰边界的胃的低级别黏膜上皮内瘤变，可考虑内镜微创治疗。

对高清染色内镜显示边界不清的胃的低级别黏膜上皮内瘤变者，建议每年复查高清染色内镜；对边界清晰、未行内镜治疗的胃的低级别黏膜上皮内瘤变者，建议每 6 个月复查高清染色内镜；对行内镜下治疗的胃的低级别黏膜上皮内瘤变者，建议治疗后 3 ~ 6 个月复查高清染色内镜。

12. 哪种胃镜方案可提高早期胃癌检出率

早期胃癌是指癌组织局限于黏膜层或黏膜下层，无论是否有淋巴结转移。早期胃癌均属 T1 期病变。胃癌的预后与诊疗时机密切相关。早期胃癌占新发胃癌的 15% ~ 57%。我国早期胃癌的诊断率还比较低，低于邻国日本及韩国。因此对胃癌的早诊早治是降低我国胃癌死亡率的根本举措。我国消化内镜界大师李兆申院士曾经指出："发现一例早癌，挽救一条生命，拯救一个家庭！"

早期胃癌的诊断首选上消化道内镜检查，进行系统性非靶向活检和可疑病变靶向活检。

在胃镜下，早期胃癌可能表现为浅表息肉样隆起、浅表斑块、黏膜色调改变、浅表凹陷或溃疡性改变。早期胃癌在白光内镜检查中有一定的漏诊率，因此除了强调仔细查看，对于胃癌风险人群或存在胃的癌前变化的患者，建议在白光内镜的基础上，使用图像增强内镜，包括色素内镜（如靛胭脂染色）、光学与数字技术如窄带成像（NBI）及放大等技术。对有胃癌风险的患者和人群应考虑系统性胃活检。标准内镜定位活检遵循新的悉尼方案，包括对 5 个部位（胃窦大弯和小弯、胃角、胃体大弯和小弯）取非靶向活检标本。此外，还应对胃黏膜不典型表现区域进行靶向活检。

对于早期胃癌的患者，我们会使用图像增强内镜和白光内镜进行联合评估。放大内镜结合窄带成像技术（ME-NBI）已成为目前应用最为广泛的高分辨率内镜技术之一。ME-NBI 可清晰显示胃黏膜微表面结构（MS）及微血管结构（MV）的细微形态变化。在 ME-NBI 系统早期胃癌的诊断标准是以下二者符合其一或同时存在：①病灶区域出现不规则的微表面和边界线；②病灶区域出现不规则的微血管和边界线。

内镜检查可协助预测组织学类型和肿瘤分期，选择适合内镜下切除的早期胃癌患者；联合白光内镜和图像增强内镜，可以预测早期胃癌的分化程度和浸润深度；超声内镜 EUS 也可协助靠评估胃癌浸润深度，并能探测到区域淋巴结受累（早期胃癌患者淋巴结转移的总体发生率为 0～15%，淋巴结转移风险会影响治疗的选择）。

13. 胃镜 + 超声的"超能"作用

随着内镜超声、超声造影、超声弹性成像等新技术的发展，超声在胃癌的诊断中发挥出越来越重要的作用，也为胃癌治疗提供了新的思路。但对于胃这一空腔脏器来说，气体和软组织之间巨大的声阻差往往将大部分超声反射回去，而难以显示其细微结构，直接对胃进行超声检查受到了一定的限制。

而随着技术的进步，胃镜和超声的结合逐渐成为可能。目前用于胃肠的超声检查方法包括经腹壁胃肠超声检查、胃肠充盈超声检查（胃肠超声造影）、术中胃肠超声、内窥镜超声检查、腔内超声、胃肠肿瘤超声引导下穿刺活检等。下文中，我们将对部分常用方法进行具体探讨。

（1）经腹部超声检查

这是一种最经典也是最常用的超声检查方法。经口服助显剂后，胃腔内可形成分布均匀的较强回声界面，从而清除胃内气体和液体的干扰，使得胃和周围脏器形成明显的对比，能更加清晰地显示出胃壁的层次结构。

经腹超声检查的优势在于：无痛无创，操作简便；可以进行重复性操作；能够实时观察胃蠕动、排空情况；由于胃黏膜褶皱被助显剂展平，因而能够清晰显示出胃内微小病变等。

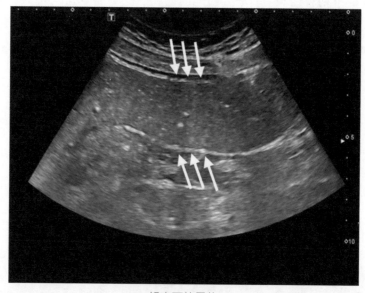

超声下的胃体

（2）内窥镜超声检查

内窥镜超声检查将内镜技术和超声技术结合起来，通过将微型超声探头置于内镜顶端，在体内进行超声探查，从而清晰地获取各组织器官的层次结构和邻近结构。

在内镜超声下可以清晰识别出胃的五层结构：第1层是高回声层（即胃黏膜浅层）；第2层是低回声层（即黏膜肌层）；第3层是高回声层（即黏膜下层）；第4层是低回声层（即固有肌层）；第5层是高回声层（即浆膜层）。由于其能够清晰反映胃壁的层次结构，因而能够更加直观地判断胃癌的浸润程度。

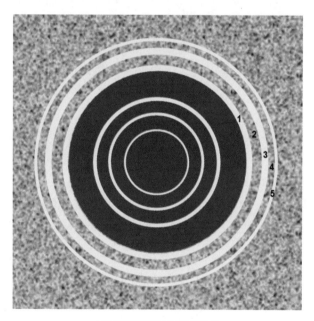

内窥镜超声检查五层结构

（3）超声造影

超声造影是一种新型的超声技术，被誉为超声发展史上的"第三次革命"。它通过静脉注射微气泡，形成强的背向散射信号，使胃部与周围软组织形成较大的回声差异，而生成对比增强的声像图。

其优势在于：安全性强，成本更低，且无电离辐射；在胃癌患者中的整体诊断准确率约为 88.4%。因此，超声造影在胃癌诊断中被推荐作为 CT 灌注成像的有力补充手段。

而双重超声造影则通过口服超声助显剂联合静脉注射微泡造影剂的方式，更加清晰地显示出胃癌组织的血流灌注情况及胃壁的层次结构，有望成为早期胃癌诊断更加有效的影像学手段。

除了上述的内镜超声检查方法外，还有多种其他的超声检查方法，如三维超声成像多用于心血管病和胎儿的检查，但较少在胃癌诊断中应用；超声弹性成像可用于组织内部弹性和硬度的评估，并能够有效鉴定胃肠间质瘤；组织多普勒成像对于胃癌 T 分期也具有一定的诊断价值。

总而言之，用不用超声检查，该用哪一种超声检查方法，需要根据自身情况和医生建议进行综合评判，最终选择最为适合的检查方法。

14. 兜兜转转，明确诊断到底靠啥

当病史、体格检查和实验室检查的结果都符合胃癌的特征，并且 X 线气钡双重造影或内镜检查显示有占位性病变时，就可以初步诊断为胃癌。然而，最终的确诊仍需依据活组织检查或细胞学检查的结果。

病理学诊断被认为是确诊肿瘤的"金标准"，也是规范肿瘤治疗的基础和必要步骤。穿刺活检是目前最常用的获得病理学诊断的方法。因此，医生和患者最关注的就是活检后的病理诊断报告。然而，病理报告中常常使用晦涩难懂的术语，常常会导致患者一头雾水，甚至医生也感到困惑。为了解决大家对穿刺活检病理诊断报告的疑问，后面的章节将逐一介绍相关内容。需要注意的是，穿刺活检和完整器官或肿瘤的切除术获取的标本不同，因此病理报告的内容也会有所差别。

"活检"是指对活体组织进行检查，一般用于术前病理学检查诊断，与手术切除完整器官或肿瘤后的病理学检查有所不同。活检的常规方式包括：①嵌取活检，用于腔道肿物的各种形式的内镜活检，如支气管镜、鼻咽镜、胃镜、肠镜等。②切取活检，适宜用于人体浅表部位肿瘤的活检，如皮肤肿块、肿大的淋巴结等。③穿刺活检，包括孔径不同的粗针、细针穿刺，用于前两种方式难以取得的深在部位肿物，包括肺穿刺活检、肝穿刺活检、纵隔穿刺活检、乳腺穿刺活检等。细针穿刺活检获得的组织量极少，一般是用于细胞病理学诊断；粗针穿刺活检能够用于组织病理学诊断。

切除活检是病理学中最为常见的一种活检方法，它通过外科手术切除整个可疑胃癌组织，以进行病理检查。在切取可疑肿瘤的同时，外科医生通常还会切除肿瘤周围的一部分正常组织。与切取活检类似，当外科医生无法触及肿块或确定可疑病变位置时，可以使用超声来进行定位。切除活检是一种非常可靠的活检方法，不会产生假阴性结果。此外，完全切除肿瘤也能够给病患带来更大的安心。然而，切除活检类似于常规外科手术，会留下瘢痕，并且需要较长的恢复时间。

病理活检的关键意义在于做出明确的诊断，为临床提供指导和治疗建议。其中，胃镜活检是发现恶性病变最简单也是最好的方法。此外，如果确认为恶性病变，切除的手术标本也必须进行病理组织学检查。病理报告给临床提供了各种指导信息，如肿瘤类型、分级、范围、是否累及周围器官等，对临床治疗和预后起到重要的指导作用。基于目前分子病理的发展，结合分子基因检测，病理活检能更好地起到"金标准"的作用。

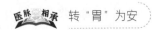

15. 病理报告怎么看

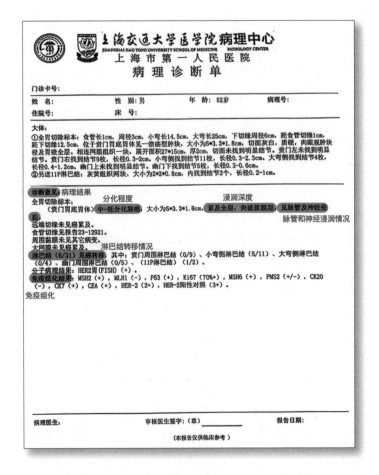

上海交通大学医学院病理中心
SHANGHAI JIAO TONG UNIVERSITY SCHOOL OF MEDICINE PATHOLOGY CENTER
上海市第一人民医院
病理诊断单

门诊卡号：

姓　名：　　　　性　别：男　　　　年　龄：52岁　　　　病理号：
住院号：　　　　　床　号：

大体：
①全胃切除标本：食管长1cm，周径3cm，小弯长14.5cm，大弯长25cm，下切缘周径6cm，距食管切缘1cm，距切缘12.5cm，位于贲门胃底胃体见一溃疡型肿块，大小为5*3.3*1.8cm，切面灰白，质硬，肉眼观肿块侵及胃壁全层，相连网膜组织一块，展开面积27*15cm，厚2cm，切面未找到明显结节。贲门左未找到明显结节。贲门右找到结节9枚，长径0.3-2cm。小弯侧找到结节11枚，长径0.3-2.3cm。大弯侧找到结节4枚，长径0.4-1.2cm，贲门上未找到明显结节。幽门下找到结节5枚，长径0.3-0.6cm。②另送11P淋巴结：灰黄组织两块，大小为2*2*0.8cm，内找到结节2个，长径0.2-1cm。

诊断意见：病理结果
全胃切除标本：　　分化程度　　　　　　浸润深度
　　（贲门胃底胃体）中-低分化腺癌，大小为5*3.3*1.8cm，累及全层，突破浆膜层，见脉管及神经侵犯。
脉管和神经浸润情况
远端切缘未见癌累及。
食管切缘见报告23-12921。
周围黏膜未见其它病变。
大网膜未见癌累及。　　淋巴结转移情况
淋巴结（6/31）见癌转移，其中：贲门周围淋巴结（0/9）、小弯侧淋巴结（5/11）、大弯侧淋巴结（0/4）、幽门周围淋巴结（0/5）、（11P淋巴结）（1/2）。
分子病理结果：HER2胃(FISH)(+)。
免疫组化结果：MSH2 (+)、MLH1 (-)、P53 (+)、Ki67 (70%+)、MSH6 (+)、PMS2 (+/-)、CK20 (-)、CK7 (+)、CEA (+)、HER-2 (2+)、HER-2阳性对照 (3+)。
免疫组化

病理医生：　　　　审核医生签字：(章)　　　　　　　报告日期：
（本报告仅供临床参考）

　　病理报告是医生诊断肿瘤的依据之一，它也是所有报告中患者能够看到最多信息的报告之一。

　　我们知道，人体有成千上万个细胞，它们相互依存，相互联系。病理学是研究疾病形成原因、发展机制以及疾病过程中细胞、组织和器官结构、功能和代谢变化的科学。病理学家通过处理带有病变的组织或器官，将其固定和硬化，切割成薄片并贴在玻片上，然后用不同颜色染料进行染色，将这些切片放在显微镜下观察，以观察组织的病理变化并进行病理诊断。

（1）病理结果

病理报告中会列出患者的病检结果，包括细胞形态、组织学分类、细胞生长和增殖状态等。

根据胃癌的形态特征，可以将其分为两类：早期胃癌和进展期胃癌。早期胃癌指的是肿瘤仅限于黏膜或黏膜下层，与病灶的大小或淋巴结的转移无关。早期胃癌又根据其形态特征分为隆起型、浅表型和凹陷型。进展期胃癌则按照 Borrmann 分型进行分类，包括 I 型（息肉型）、II 型（溃疡局限型）、III 型（溃疡浸润型）和 IV 型（弥漫浸润型）。在临床上，常见的是局部溃疡型和浸润溃疡型的胃癌。

（2）分化程度

胃癌的肿瘤分化程度是病理报告中最为重要的内容之一。肿瘤分化程度反映了肿瘤细胞的成熟程度，可分为高分化、中分化和低分化三个级别。它们反映了肿瘤细胞和正常细胞的接近程度，间接说明了肿瘤的恶性程度，高分化的肿瘤细胞与正常细胞相似，无法过度增殖，表明其恶性程度低，转移的可能性也较小，对放化疗的敏感度较低。而未分化或低分化的肿瘤细胞与正常细胞差异很大，可不受限制地增殖，恶性程度较高，容易发生转移，对放化疗较敏感。

（3）分期

胃癌的分期采用的是国际上通用的肿瘤 TNM 分期，体现在病理报告上则是 TxNxMx。

"T"代表原发肿瘤的范围，T1 ~ T4 数字越大，肿瘤累及的范围也就越大。

"N"代表区域淋巴结的存在与否及范围，N1 ~ N3 数字越大，淋巴结侵犯的数量越多。

"M"代表远处转移的存在与否，再根据 TNM 不同组合可将胃癌可分为 I 期、II 期、III 期、IV 期四种临床分期。

临床上医生可以根据不同的肿瘤分期来确定早期胃癌和晚期胃

癌的治疗方案。通过临床分期，医生可以确定适宜的手术方式（根治、姑息或者其他手术）和淋巴结清扫范围。术后的临床分期可以为下一步的治疗方案提供重要参考，并对患者的预后进行判断。因此，临床分期对于胃癌的治疗和预后具有重要意义。通过准确地进行临床分期，医生可以为患者制订个体化的治疗方案，提高治疗的成功率，延长患者的生存时间，改善其生活质量。此外，临床分期还有助于评估治疗的效果，及时调整和改进治疗策略。

（4）免疫组化

免疫组化在肿瘤鉴别诊断、类型判断和后续治疗方面都发挥着重要作用。Ki-67 是一个常用的化疗相关免疫标志物，用于评估癌细胞的增殖活性。Ki-67 的高阳性率意味着处于分裂周期的细胞比例较多，对化疗药物更敏感。*HER2* 基因编码的 HER2 蛋白是一个与多种恶性肿瘤的发生、侵袭、转移和复发密切相关的靶向治疗免疫标志物。如果 *HER2* 基因呈阳性表达，患者就可以接受针对 *HER2* 基因的靶向治疗。PD-L1 是一种表达于肿瘤细胞表面的死亡程序配体 1，其表达水平直接影响免疫治疗的疗效。一般来说，PD-L1 高表达的胃癌患者更有可能从免疫治疗中受益。

16. 不同病理类型的胃癌

患者拿到的病理报告上的诊断不是简简单单的"胃癌"两个字，而是病理医生根据显微镜下观察的肿瘤切片给予的病理类型的诊断。那胃癌到底有几种不同的病理类型呢？不同的病理类型之间又有什么区别呢？

病理分型是指肿瘤组织的形态结构和细胞生物学特性为基础进

行的分类，不同类型的胃癌，其形态结构和生物学行为各异，流行病学和分子机制亦不同。目前，常用的是 Borrmann 分型、Lauren 分型和 WHO 分型。

（1）Borrmann 分型

1923 年，德国病理学家 Borrmann 提出一种胃癌大体形态分型方法，根据肿瘤在黏膜面的形态特征和在胃壁内的浸润方式进行分类，将胃癌分为 4 型。

胃癌大体形态分型

分　　型	特　　征
Ⅰ 型 结节型，也叫息肉型或肿块型	肿瘤向胃腔内生长，隆起明显，基底较宽，境界清楚
Ⅱ 型 局限溃疡型	肿瘤有明显的溃疡形成，边缘隆起明显，基底与正常胃组织所成角度＜ 90 度，境界较清楚
Ⅲ 型 浸润溃疡型	肿瘤有明显的溃疡形成，边缘部分隆起，部分被浸润破坏，境界不清，向周围浸润明显
Ⅳ 型 弥漫浸润型	肿瘤弥漫性浸润性生长，难以确定边界。由于癌细胞弥漫浸润及纤维组织增生，胃壁呈广泛增厚变硬，称为"革囊胃"

（2）Lauren 分型

1965 年，Lauren 根据胃癌的组织结构和生物学行为，将胃癌分为肠型和弥漫型。该分型不仅反映肿瘤的生物学行为，而且体现肿瘤的病因、发病机制和流行特征。Lauren 分型主要分为肠型、弥漫型、混合型等。

肠型胃癌一般具有明显的腺管结构，肿瘤细胞呈柱状或立方形，可见刷状缘、炎症细胞浸润和肠上皮化生，结构类似肠癌，肿瘤膨胀式生长。肠型胃癌发病率较高，病程长，多见于老年、男性患者。该类型预后较好，常被认为继发于慢性萎缩性胃炎。

弥漫型胃癌的癌细胞呈弥漫性生长，缺乏细胞连接，一般不形成腺管，分化较差。与肠型胃癌比较，弥漫型胃癌受环境影响较小，多见于年轻女性，易出现淋巴结转移和远处转移，预后较差。

有 10% ~ 20% 的病例，兼有肠型和弥漫型的特征，难以归入其中任何一种，而称为混合型。

（3）WHO 分型

WHO 分型是 WHO（世界卫生组织）于 1979 年提出以组织来源及其异型性为基础的国际分型，目前已更新到第五版，于 2019 年发布。该分型将胃癌分为乳头状癌、管状癌、印戒细胞癌、差黏附性癌、黏液癌、混合型和其他组织学类型（腺鳞癌、鳞癌、未分化癌等）。各种组织类型肿瘤显微镜下结构各异。

管状腺癌的癌组织呈腺管样或腺泡状结构。根据其细胞分化程度，可分为高、中分化两种。

乳头状腺癌的癌细胞一般分化较好，呈立方形或高柱状，排列在纤细的树枝状间质周围组成粗细不等的乳头状结构。

低分化腺癌的癌细胞矮柱状或不定型，呈小巢状或条索状排列；基本无腺管结构。根据间质多少分为实性型和非实性型。

黏液腺癌的特点为癌细胞形成管腔，分泌大量黏液，由于大量黏液物质积聚，使许多腺腔扩展或破裂，黏液物质浸润间质，即形

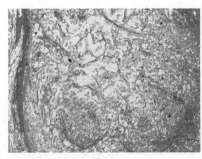

黏液腺癌

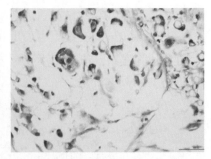

印戒细胞癌

成"黏液湖"，黏液占比＞50%。

印戒细胞癌的癌细胞也分泌大量黏液，但黏液位于细胞内，将核推于细胞一侧周边，整个细胞呈印戒状。其恶性程度较细胞外黏液者更高。

不同的分类方法之间的对应关系

Lauren（1865）	WHO（2019）
肠型	乳头状癌 高分化／中分化管状腺癌
不确定型	低分化管状腺癌
弥漫型	印戒细胞癌，差黏附性癌
肠／弥漫／不确定型	黏液腺癌
混合型	混合型
未定	其他组织学类型：腺鳞癌、鳞癌、未分化癌、伴有淋巴间质癌、肝样腺癌、伴有肠母细胞分化癌、胃底腺型腺癌和微乳头腺癌

17. 怎么看胃癌的分期

胃癌分期系统使用的是美国癌症联合委员会（AJCC）的 TNM 分期系统，主要关注三个关键信息。

肿瘤（T）——原发肿瘤在哪里，胃壁和邻近器官的浸润有多深？

淋巴结（N）——肿瘤细胞是否扩散到淋巴结？如果淋巴结有转移，转移到了哪里？多少淋巴结受到影响？

转移（M）——肿瘤是否转移到了身体的其他部位。胃癌最常见的转移器官是肝脏和腹膜。

胃癌 TNM 分期

原发肿瘤（T）	
Tx	原发肿瘤无法评估
T0	无原发肿瘤证据
Tis	原位癌：上皮内肿瘤，未侵及固有层，高度不典型增生
T1	肿瘤侵犯固有层，黏膜肌层或黏膜下层
T1a	肿瘤侵犯固有层或黏膜肌层
T1b	肿瘤侵犯黏膜下层
T2	肿瘤侵犯固有肌层 *
T3	肿瘤穿透浆膜下结缔组织，而尚未侵犯脏层腹膜或邻近结构 **，***
T4	肿瘤侵犯浆膜（脏层腹膜）或邻近结构 **，***
T4a	肿瘤侵犯浆膜（脏层腹膜）
T4b	肿瘤侵犯邻近结构
区域淋巴结（N）	
Nx	区域淋巴结无法评估
N0	区域淋巴结无转移
N1	1 ～ 2 个区域淋巴结有转移
N2	3 ～ 6 个区域淋巴结有转移
N3	7 个或 7 个以上区域淋巴结有转移
N3a	7 ～ 15 个区域淋巴结有转移
N3b	16 个或 16 个以上区域淋巴结有转移
远处转移（M）	
M0	无远处转移
M1	有远处转移
组织学分级（G）	
Gx	分级无法评估
G1	高分化
G2	中分化
G3	低分化、未分化

*. 肿瘤可以穿透固有肌层达胃结肠韧带或肝胃韧带或大小网膜，但未穿透覆盖这些结构的脏层腹膜，这种情况下原发肿瘤的分期 T3，如果肿瘤穿透覆盖胃韧带或网膜的脏层腹膜，则应当被分为 T4 期。

**.胃的邻近结构包括脾、横结肠、肝脏、膈肌、胰腺、腹壁、肾上腺、肾脏、小肠以及后腹膜。

***.经胃壁内扩展至十二指肠或食管的肿瘤不考虑为侵犯邻近结构，而是应用任意这些部位的最大浸润深度进行分期。

根据 TNM 分期系统，结合 T、N、M，可以对患者进行临床分期，也就是我们常说的几期胃癌。

胃癌 TNM 和临床分期

临床分期	TNM 分期		
0 期	Tis	N0	M0
Ⅰ 期	T1	N0	M0
	T2	N0	M0
Ⅱ A 期	T1	N1～3	M0
	T2	N1～3	M0
Ⅱ B 期	T3	N0	M0
	T4	N0	M0
Ⅲ 期	T3	N1～3	M0
	T4a	N1～3	M0
Ⅳ A 期	T4b	任何 N	M0
Ⅳ B 期	任何 T	任何 N	M1

18. PET-CT 那么贵，一定要做吗

PET（Positron Emission Tomography）是正电子发射断层显像的英文缩写，是一种先进的核医学影像技术。CT 是计算机断层摄影术

的简称，是临床上广泛应用的 X 线断层成像技术。将两种技术有机地整合到一起，并把不同性质的图像进行融合显示，就形成了 PET-CT。

PET 显像常用正电子核素（C，N，O，F 等生命核素）标记参与人体正常代谢的生理化合物或代谢底物（葡萄糖、氨基酸、受体等），如 ^{18}F-FDG、^{18}F-FMISO、^{11}C- 脂肪酸、^{11}C- 氨基酸等，引入人体内后参与细胞代谢过程，放射性核素发射的正电子经湮灭辐射转化成能量相同、方向相反的两个 γ 光子射在体外，由 PET 探测器采集，经计算机重建而成断层图像，图像显示了正电子核素在体内的分布情况，显示真正的"生理示踪"。

^{18}F-FDG 是葡萄糖类似物，是目前临床上最常用的 PET 肿瘤代谢显像剂，被称为"世纪分子"。^{18}F-FDG 进入细胞后，在己糖激酶的作用下磷酸化，但不能进入下一步反应而滞留于细胞内，经 PET 探测成像，^{18}F-FDG 在细胞内滞留量与组织细胞的葡萄糖消耗量一致，可反应体内组织葡萄糖的利用情况。

由于绝大多数肿瘤细胞具有葡萄糖高代谢的特点，^{18}F-FDG 会在肿瘤细胞内大量积累，因而 PET-CT 显像可以显示肿瘤的部位、形态、大小、数量及葡萄糖代谢的情况，明确肿瘤原发灶及转移灶情况，对肿瘤患者的全身评估具有独特价值。在临床工作中发现，绝大多数的胃癌病灶在 ^{18}F-FDG PET-CT 显像中均表现为高摄取，故 PET-CT 可应用于胃癌的诊治中，但却不是必行的常规检查。

以下情况，可运用 ^{18}F-FDG PET-CT 进行临床诊断和检测。

（1）肿瘤的诊断及鉴别诊断：PET-CT 可提供胃癌病灶的解剖形态及葡萄糖代谢水平等信息，根据这些信息可与胃部的其他疾病进行鉴别诊断。

（2）肿瘤的临床分期及治疗后再分期：^{18}F-FDG PET-CT 一次显像能获得全身图像，尤其对于远处淋巴结、脏器、骨骼等转移灶的探测效率高，能准确对胃癌进行 TNM 分期和治疗后再分期。

（3）监测肿瘤的复发和转移：^{18}F-FDG PET-CT 通过全身检查可以监测肿瘤局部复发及远处转移情况，尤其有利于隐匿性病灶的检出。

（4）寻找原发灶：对于存在肝、肺、骨等部位转移的患者，^{18}F-FDG PET-CT 可以明确原发灶是否来自胃。

（5）指导临床选择有价值的活检部位：对于胃癌伴全身多发转移的患者，^{18}F-FDG PET-CT 可以指导选择最佳活检部位，且结合活检部位病理结果给予最高分期。

"中枪"了不要慌

和医生一起打好胃癌"歼敌战"

时机越早越能速战速决

读者也可以看第六章

先睹战果

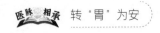

1. 得了胃癌怎么定方案

如前所述，根据大体类型分型，胃癌可以分为早期胃癌和进展期胃癌；根据临床病理分期，胃癌有 TNM 分期法。胃癌目前的治疗方法也有很多，包括早期内镜下治疗、手术治疗、放化疗、免疫治疗、靶向治疗等。不同的分期选择合适的治疗方式是改善患者预后的重要因素。

（1）早期胃癌

早期胃癌首选内镜治疗，包括内镜下黏膜切除术（EMR）和内镜黏膜下层剥离术（ESD），对于不适合内镜治疗的患者可进行开腹手术或腹腔镜手术。对于早期胃癌，只需清扫胃周围的淋巴结即可，即完成第一站淋巴结清扫（D1 手术）。若术后病理证实淋巴结阳性患者应进行术后化疗。

（2）可切除胃癌

下页表格中的 D1、D2 为淋巴结的清扫范围。淋巴道转移是胃癌最常见的转移方式，因此术中会对淋巴结进行清扫，对摘除的淋巴结做病理检查来判断肿瘤是否发生淋巴结的转移。引流胃癌的淋巴结共分为 16 组。第 1 组，贲门右淋巴结；第 2 组贲门左淋巴结；第 3 组，胃小弯淋巴结；第 4 组，胃大弯淋巴结；第 5 组，幽门上淋巴结；第 6 组，幽门下淋巴结；第 7 组，胃左动脉旁淋巴结；第 8 组，肝总动脉旁淋巴结；第 9 组，腹腔干旁淋巴结；第 10 组，脾门淋巴结；第 11 组，脾动脉淋巴结；第 12 组，肝、十二指肠韧带内淋巴结；第 13 组，胰头后淋巴结；第 14 组，肠系膜根部淋巴结；第 15 组，中结肠动脉周围淋巴结；第 16 组，腹主动脉周围淋巴结。一般来说，D1 指的是第 1，2，3，4，5，6，7 组的淋巴结，D2 指的是在 D1 的基础上外加第 8，9，11，12 组淋巴结。

不同分期胃癌的推荐术式

临床分期	分　层	Ⅰ级推荐	Ⅱ级推荐
Ⅰ期	不适宜 ESD/EMR 患者	胃切除术 D1	腹腔镜胃切除术 D1（远端胃切除及全胃切除）
	适宜手术患者	胃切除术 D1	腹腔镜胃切除术 D1（远端胃切除及全胃切除）
	适宜手术患者	胃切除术 D2	腹腔镜胃切除术 D2（远端胃切除）
Ⅱ期	非食管胃结合部肿瘤适宜手术患者	胃切除术 D2+ 辅助化疗	腹腔镜胃切除术 D2（远端胃切除）+ 辅助化疗
	食管胃结合部肿瘤适宜手术患者	新辅助化疗 + 胃切除术 D2+ 辅助化疗	胃切除术 D2+ 辅助化疗
Ⅲ期	非食管胃结合部肿瘤适宜手术患者	胃切除术 D2+ 辅助化疗	腹腔镜胃切除术 D2（远端胃切除）+ 辅助化疗
	食管胃结合部肿瘤适宜手术患者	新辅助化疗 + 胃切除术 D2+ 辅助化疗	胃切除术 D2+ 辅助化疗
Ⅳ期	无不可切除因素	MDT 讨论个体化治疗方案	腹腔镜探查 + 新辅助放化疗 + 胃（联合脏器）切除术 + 辅助放化疗

手术切除部分或全部胃后，消化道的重建方式有三种，分别是：远端胃切除——毕 Ⅰ/Ⅱ 式；近端胃切除——食管残胃吻合；全胃切除——Roux-en-Y 吻合。

（3）不可切除的局部胃癌

对于不可切除的局部进展期胃癌，一般选择先同步放化疗，然后讨论手术治疗的可能性，如果无法手术则选择最佳支持对症处理。

（4）转移性胃癌

对于无法手术根治或转移性胃癌患者，目前公认应采取全身药物治疗为主的综合治疗。主要包括化疗药物、针对抗 HER2 和血管生成的靶向药物以及免疫抑制剂 PD-1 单抗。氟尿嘧啶类、铂类、紫杉类是目前临床的主要化疗药物。这三类药通常为一线方案，以氟尿嘧啶类药物为基础，联合铂类、紫杉类组成二药或三药化疗方案。

对于 HER2 阳性患者，主要增加人类表皮生长因子受体 2 抑制剂曲妥珠单抗进行治疗。

抗血管生成药物有阿帕替尼，可以抑制肿瘤血管生成，用于晚期 2 个化疗方案失败、身体情况良好的患者。PD-1 免疫治疗适用于 PD-L1 阳性的患者。在恰当的时机，也可选择姑息手术、放射治疗、射频消融、腹腔灌注及动脉介入栓塞等局部治疗手段，有助于延长生存期和提高生活质量。

2. 内镜下黏膜切除术和剥离术可以切干净肿瘤吗

内镜下黏膜切除术（EMR）指对扁平隆起性病变和广基无蒂息肉经内镜下操作使病变与其固有层分离，成为假蒂息肉，然后圈套或电切的技术。该术是在内镜下利用高频电切技术进行的，将病变所在黏膜剥离而达到治疗目的或做大块组织活检而协助诊断。

内镜下黏膜剥离术（ESD）是在内镜下黏膜切除术（EMR）基础上发展而来的新技术，主要针对早期消化道癌和癌前病变。方法是根据不同部位、大小、浸润深度的病变，选择使用特殊的电切刀，在内镜下逐渐分离黏膜层与固有肌层之间的组织，最后将病变黏膜及黏膜下层完整剥离。通过 ESD 术可完整地切除病变，根治消化道肿瘤，将癌症扼杀在萌芽状态。

（1）EMR 和 ESD 适应证

直径< 2cm 的黏膜内癌（cT1a），分化型癌，不伴溃疡。

（2）ESD 适应证

直径> 2cm 的黏膜内癌（cT1a），分化型癌，不伴溃疡；直径< 3cm、肉眼可见的黏膜内癌（cT1a），分化型癌，伴溃疡。

（3）ESD 的扩大适应证

直径< 2cm 肉眼可见的黏膜内癌（cT1a），未分化型，不伴溃疡。

（4）EMR 及 ESD 禁忌证

胃肠镜检查禁忌者；严重的心肺疾病、血液病、凝血功能障碍并有出血倾向者；病变抬举征阴性，肿物表面有明显溃疡或瘢痕者；超声内镜提示癌已浸润黏膜下 2/3 以上者。

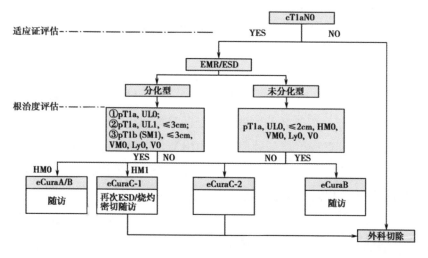

内镜治疗流程

3. 内镜手术安全吗

内镜黏膜下剥离术的安全性如何？

与其他内镜下治疗一样，ESD 也有一定的危险性。主要并发症为出血、穿孔，发生率为 5%～8%。对于术中出血，可在内镜下电凝或使用钛夹等方法控制，术前、术后应用止血药可有效预防术中及术后出血的发生，ESD 并发的穿孔通常较小，一般在术中即可发现，可予钛夹缝合、术后胃肠减压、禁食、防治感染等综合方法治愈，少数患者需外科治疗。

内镜术后的患者，应安静休息，避免用力活动。术后应禁食1～2 天，排气后可给予少量流质，待胃肠道功能恢复后，可逐渐恢复少量流食，6～8 日后恢复普通饮食，避免烟、酒、粗纤维和刺激性食物。使用抑酸药物、黏膜保护剂。术后 2 天内应注意有无腹胀、腹痛、呕血、黑便等情况，有无出血、穿孔等并发症的发生。注意术后病理报告，切缘是否阴性（是否完整切除）以及病理类型，且术后应该遵医嘱定期复查和随访，术后 2 个月内应择期复查胃镜，了解创口愈合情况及有无病灶的残留。

总之，内镜下治疗有创伤小、术后恢复快、无脏器功能损害并且患者耐受等优点。而 EMR 术缺点在于受内镜下可切除组织大小的限制（＜2cm），如＞2cm，需选择分块切除，切除组织边缘处理不完整，术后病理不准确。而 ESD 扩大了内镜下切除的适应证，创伤小，可以一次多部位或多次治疗，从而达到根治消化道肿瘤的目的。但 ESD 适用于淋巴结转移可能性极低的早期消化道肿瘤，即病变局限于黏膜下及黏膜下层的肿瘤。就中国消化道早期肿瘤发现率不足10% 的现状而言，多数患者还是没有机会接受微创根治的，因此推广胃镜检查，提高早期消化道肿瘤的发现率是当务之急。

4. 传统开腹手术与微创腹腔镜手术哪个好

传统开腹手术是在上腹正中取一切口，长度为 15cm 左右，打开患者腹腔，外科医生直接肉眼观察并进行手术操作。

微创腹腔镜手术是在腹部打多个小洞，通常 5 个，将摄像镜头和特殊的手术器械通过小洞置入腹腔，观察摄像头传输回的电视图像进行手术操作。

两种术式各有优缺点，需要由专业医生根据每个患者的不同情况，与患者和家属一起选择。有兴趣的读者可以看我们总结的图表。

	优势	劣势
微创腹腔镜手术	手术切口相对较小 术中出血量相对较小 术后恢复时间相对较短 术后疼痛程度相对较轻 术后腹部美容效果较好	不适用于局部晚期胃癌
传统开腹手术	适用于局部晚期胃癌 适用于晚期胃癌的姑息手术	手术切口相对较大 术中出血量相对较多 术后恢复时间相对较长 术后疼痛程度相对较重

传统开腹手术与微创腹腔镜手术优劣比较

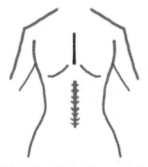

传统开腹手术术后切口示意简图

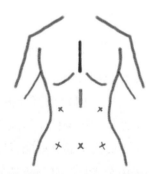

微创腹腔镜手术术后切口示意简图

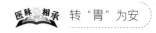

5. 哪些人不适合做腹腔镜手术

与传统开腹手术相比,腹腔镜手术优势似乎非常多,那么是不是最好选腹腔镜手术呢?

不一定。

腹腔镜手术伤口比开腹手术小,属于微创手术,在条件合适的情况下,腹腔镜手术是我们的首要选择。但是如果肿瘤体积较大,超出了腹腔镜手术的范围,或者肿瘤细胞已经发生转移,侵犯至其他组织或者器官等情况,常需要开腹手术才可以更完全切除原发肿瘤组织及转移的病灶。此外,发生胃出血或胃穿孔等并发症的患者,更适合开腹手术进行抢救。最终选择传统开腹手术还是微创腹腔镜手术,需要临床医生综合考虑患者情况,最终由医生与患者协商择优选择。

6. 微创手术有哪些新进展

微创手术,顾名思义就是微小创伤的手术。目前微创外科手术新进展主要有以下几个方面。

(1)单孔或减孔腹腔镜

单孔或减孔就是只打 1 个洞或者减少打洞的数量,其优点是更微创。目前国内外已有研究报道应用单孔或减孔腹腔镜胃癌手术,其安全性及疗效与传统腹腔镜手术相当,但此种手术操作难度较大,目前主要应用于部分早期胃癌患者手术。

运用荧光显影剂与近红外光成像技术结合示踪的荧光导航技术,

使我们在术中可以看见绿色的淋巴结，有助于手术中淋巴结精准定位清扫。

（2）4K 腹腔镜

4K 高清显像技术，也就是使图像看起来更清晰、更高级，外科医生就更容易区分细小结构，从而减少术中出血，保护重要神经、血管等。

（3）AI 人眼追踪 -4K 高清 - 裸眼 3D 腹腔镜

运用人工智能技术，由特殊摄像头自动识别、追踪外科医生的双眼，并在电子屏幕上动态显示 4K 高清 3D 手术图像。外科医生术中无需佩戴 3D 眼镜，避免了传统佩戴 3D 眼镜的视觉疲劳和呼出气雾干扰视线等问题。

（4）达芬奇手术机器人

我国第四代达芬奇外科手术系统的第一次临床使用是在 2019年。虽然称之为"机器人"，但该机器人还是在外科医生操作下工作的。机械臂在外科医生的指挥下模拟人手的动作进行手术操作，而且更加灵活，能够到达传统腔镜器械无法到达的手术部位。与传统腹腔镜手术相比，机器人手术肿瘤切除更完整，淋巴结清扫更彻底。但因其成本及费用较高，目前还未大量普及。

（5）国产手术机器人及 5G 远程操控

目前我国也在开展国产手术机器人的研发，其中国产机器人威高"妙手 S"已投入一些医院临床试验，并且已有 5G 远程操控机器人手术应用的成功病例。例如医生在北方，可以给远在南方的患者远程做手术。相信在不久的将来，机器人手术会逐渐普及，手术费用会相对降低，惠及更多有需要的胃癌患者，胃癌的手术也将走向更加微创及精准治疗的未来。

7. 什么是达芬奇机器人手术系统

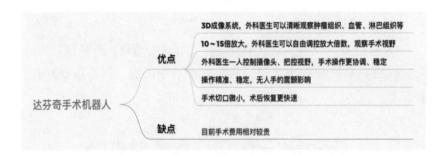

达芬奇手术机器人

优点
- 3D成像系统, 外科医生可以清晰观察肿瘤组织、血管、淋巴组织等
- 10～15倍放大, 外科医生可以自由调控放大倍数, 观察手术视野
- 外科医生一人控制摄像头、把控视野, 手术操作更协调、稳定
- 操作精准、稳定, 无人手的震颤影响
- 手术切口微小, 术后恢复更快速

缺点
- 目前手术费用相对较贵

　　胃癌机器人手术开展至今已有 20 多年, 2002 年 Hashizume M 等报道了第一例机器人胃癌手术, 开启了机器人胃癌微创手术的新时代。

　　达芬奇机器人系统是目前最常用的机器人手术系统, 弥补了传统的腹腔镜外科系统的缺点和不足。在可放大 15 倍的立体三维高清视野下, 病灶周围的各种组织纤毫毕现。内部关节手腕 (Endowrist TM 系统) 可 540° 灵活翻转, 可旋转的器械具有 7 个自由度, 同时可以过滤生理性手颤, 这使得原本在腹腔镜系统下难以完成的某些动作可较容易完成。手术时, 主刀医生只需坐在控制台上, 用操纵杆和脚踏板来控制 "机械手臂", 在实现远程控制的同时, 避免术者的久站劳累。

　　达芬奇手术系统主要包括成像系统、床旁机械臂系统和操作系统。

　　在安全性和可行性方面, 对于术中出血量的研究表明, 相较于传统腹腔镜手术, 达芬奇手术机器人能更好地减少术中出血量, 且胃癌手术患者住院天数较传统腹腔镜手术患者短, 但手术时间更长, 可能与装配与拆卸机器人系统有关。而在远期疗效方面, 目前的研究仅提示达芬奇机器人胃癌手术的疗效不劣于传统腹腔镜手术, 但没有明确研究表明其比传统腹腔镜手术在胃癌的根治中具有独特的预后优势。

　　所以, 我们期待开展更多设计严谨的多中心前瞻性大样本研究, 以便更好地指导胃癌机器人手术的有序开展。

8. 手术前患者要准备点什么

术前准备指术前用各种措施使患者能在较佳的状态下渡过手术的各种准备工作，以尽可能使患者接近生理的状态，更好地耐受手术。同时，充分的术前准备能加速患者术后的康复。

术前准备包括以下方面。

（1）术前检查

胃癌手术前，患者需要进行全面的术前检验和检查，包括：血常规、肝功能、肾功能、凝血功能等检查，以评估患者的一般情况；胸部 CT、腹部增强 CT、胃镜等检查，以了解肿瘤的大小、位置、范围、转移情况；肿瘤标志物检查，如癌胚抗原（CEA）、CA724、CA199 等，以帮助判断肿瘤的恶性程度。心电图、超声心动图、肺功能等，了解患者对麻醉和手术的耐受程度。

（2）术前心理准备

患者需要做好心理准备。了解手术的风险和可能的并发症，并与医生进行充分沟通，以消除疑虑和担忧。家属应该积极帮忙做好患者的思想工作。

（3）术前饮食准备

胃癌手术前，患者应注意饮食调理，以保证营养的充足。应多吃易消化、清淡的食物，并注意补充蛋白质如鱼、虾、瘦肉和维生素如蔬菜、水果。

（4）术前生活准备

胃癌手术前，患者应注意休息，避免劳累，戒烟戒酒，多饮水、

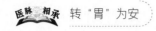

多走动，练习深呼吸、锻炼肺功能。同时患者及家属应做好术后护理的准备。

9. 术后需要辅助治疗——化疗吗

化疗，即使用化学治疗药物杀灭癌细胞，达到治疗的目的，是一个人们并不陌生但又敬而远之的词汇。事实上在现代医学中，化疗是一种十分常见的治疗手段，其与手术、放疗一起作为癌症的三大治疗手段。

然而，很多人常将化疗与脱发、痛苦等词汇相联系，将化疗视为"洪水猛兽"，而导致病情的延误。很多患者还想：肿瘤已经切掉了，医生也说切得很干净，那为什么还需要化疗呢？

对于胃癌，除了少部分早期的病例，大部分接受了手术的患者术后都需要接受化疗。胃癌术后是否需要进行化疗，是由肿瘤的术后病理分期决定的。

一般来说，对于Ⅱ、Ⅲ期胃癌患者术后应采用辅助化疗；ⅣA期的患者推荐参与临床研究，或根据Ⅲ期胃癌术后辅助治疗方案进行；而Ⅰ期患者则不推荐化疗，可考虑参加临床研究。

手术后化疗，是为了巩固疗效、减少肿瘤复发的概率，是非常有必要的！如果把胃癌治疗比作战争，那么手术治疗是派出了大部队将敌方的主要力量彻底铲除。但在用手术彻底铲除敌方之前，很可能有一小部分"残党""特务"已偷偷溜走，潜伏在身体的其他角落，等待机会卷土重来。

此时化疗就起到了清扫的作用，随着化疗药物随血液进入全身各个部位，那些潜伏的残党余孽会被杀灭，让敌方反攻的梦想化为泡影。

10. 化疗只能在术后进行吗

当然不是，术后化疗是最常用的化疗方式，也称辅助化疗。除此之外，对于可行手术切除的胃癌，还可通过术前（新辅助）化疗缩小肿瘤、降低分期（详见下文）；而贯穿于手术始终的围手术期化疗方案也成为当前临床研究的热点之一。

11. 怎么看懂化疗方案

根据最新的国际指南，化疗方案具有多种不同的组合。因患者个体情况的差异，所采用的术后一、二线化疗手段也有所不同。具体如下表。

胃癌化疗方案的各种英文缩写看得人眼花缭乱，它们各自代表什么意思？

（1）三周 SOX 方案：奥沙利铂＋替吉奥口服，即入院先静脉滴注奥沙利铂，无特殊情况即可出院口服替吉奥胶囊，连续口服 14 天，休息 7 天。也就是每三周在医院来回一次，所以称为"三周方案"，该方案一般需要做 8 个疗程。

（2）双周 FOLFOX 方案：亚叶酸钙＋氟尿嘧啶＋奥沙利铂方案，即入院先静脉滴注奥沙利铂，同日使用静脉化疗泵连续静脉注射氟尿嘧啶 2～3 天，出院后休息 10～11 天的时间。这样下来就是每两周在医院来回一次，所以称为"双周方案"，该方案一般需要做 12 个疗程。

（3）三周 XELOX 方案：同上述三周 SOX 方案，口服药物替换为卡培他滨。

无法切除的局部晚期、复发或转移性疾病的全身治疗方案
（无局部治疗指征）

一线治疗		
治疗方案	药物方案	备 注
首选方案	氟尿嘧啶类(氟尿嘧啶或卡培他滨)+奥沙利铂+曲妥珠单抗 氟尿嘧啶类(氟尿嘧啶或卡培他滨)+顺铂+曲妥珠单抗	用于HER2阳性癌
	氟尿嘧啶类(氟尿嘧啶或卡培他滨)+奥沙利铂+纳武利尤单抗	用于HER2阴性癌（PD-L1表达水平CPS≥5）
	氟尿嘧啶类(氟尿嘧啶或卡培他滨)+奥沙利铂 氟尿嘧啶类(氟尿嘧啶或卡培他滨)+顺铂	用于HER2阴性癌
其他推荐方案	氟尿嘧啶类(氟尿嘧啶或卡培他滨)+顺铂+曲妥珠单抗+帕博利珠单抗	用于HER2阳性腺癌
	氟尿嘧啶类(氟尿嘧啶或卡培他滨)+奥沙利铂+曲妥珠单抗+帕博利珠单抗	
	氟尿嘧啶+伊立替康	
	紫杉醇+/-顺铂或卡铂	
	多西紫杉醇+/-顺铂	
	氟尿嘧啶类(氟尿嘧啶或卡培他滨)	
	多西紫杉醇+顺铂或奥沙利铂+氟尿嘧啶	
	多西紫杉醇+卡铂+氟尿嘧啶	
特殊情况下使用	氟尿嘧啶类(氟尿嘧啶或卡培他滨)+奥沙利铂+纳武利尤单抗	用于HER2阴性癌（PD-L1表达水平CPS<5）

一线治疗方案中，出于毒性考虑，奥沙利铂优于顺铂

二线或二线以上治疗方案		
治疗方案	药物方案	备注
首选方案	紫杉醇+/-顺铂或卡铂	二线以上治疗方案，取决于既往治疗方案和PS(体力状况评分)
	曲妥珠+德鲁替康单抗(Fam-trastuzumab deruxtecan-nxki)	用于HER2阳性腺癌
	多西他赛	
	紫杉醇	
	伊立替康	
	氟尿嘧啶+伊立替康	
	三氟胸苷+盐酸替吡嘧啶	用于三线/三线以上治疗
其他推荐方案	雷莫芦单抗	
	伊立替康+顺铂	
	氟尿嘧啶+伊立替康+雷莫芦单抗	
	伊立替康+雷莫芦单抗	
	多西他赛+伊立替康	
特殊情况下使用	恩曲替尼或拉罗替尼	用于NTRK基因融合阳性肿瘤
	帕博利珠单抗	用于MSI-H或dMMR的肿瘤
	帕博利珠单抗	用于TMB-H(≥10个突变/megabase)的肿瘤
	Dostarlimab-gxly	用于MSI-H或dMMR的肿瘤

12. 什么是胃癌辅助治疗中的放疗

放疗即肿瘤放射治疗，是利用放射线治疗肿瘤的一种局部治疗方法。

放射线包括放射性同位素产生的 α、β、γ 射线和各类 X 射线治疗机或加速器产生的 X 射线、电子线、质子束及其他粒子束等。放疗技术主流包括立体定向放射治疗和立体定向放射外科。其中立体定向放射治疗包括三维适形放疗、三维适形调强放疗；立体定向放射外科包括 X 刀、伽马刀和射波刀。

对放疗来说，临床上可将肿瘤分为 4 类：放射高度敏感肿瘤、放射中度敏感肿瘤、放射低度敏感肿瘤、放射不敏感（抗拒）肿瘤。胃癌总体对放疗敏感度较低，胃腺癌对放疗不敏感，但是胃鳞状细胞癌对放疗较为敏感，放疗可以缩小肿瘤的体积，提高手术切除率，延长患者的生存期。

胃癌的放疗效果取决于多种因素，包括肿瘤的大小、位置、类型、患者的一般情况等。肿瘤越大，放疗效果越差；位于贲门附近的肿瘤，放疗效果较好；鳞状细胞癌放疗效果较好；患者的身体状况越好，放疗效果越好。

相对于手术和化疗来说，放疗在胃癌中应用相对较少。但是，对于局部晚期胃癌，放疗可以作为术前新辅助治疗或术后辅助治疗，以提高手术切除率或延长患者的生存期。对于转移性胃癌，放疗可以用于控制症状，延长患者的生存期。

放疗在胃癌中的应用主要包括以下几个方面。

（1）术前放疗：可切除或潜在可切除的局部晚期胃癌；T3/T4 和（或）局部区域淋巴结转移，无远处转移。

（2）术后放疗：无远处转移；< D2 手术且 pT3/4 和（或）N+；R1 或 R2 手术切除后。

（3）姑息减症放疗：为远处转移者缓解症状。

（4）局部复发：复发部位不能手术且既往未接受过放疗者，可行化放疗后 6 ~ 8 周评价疗效，争取再次手术。

延伸阅读

- 放疗体位固定：勾画靶区；制订治疗计划；医生确认计划，并传输至治疗机；复位、验证并开始治疗。
- 放疗中的注意事项：在整个放疗过程中，患者需要身着便于穿脱的衣物，保护好体表标记，在进行治疗时不能随意移动，以免造成人为放疗误差。在患者开始放疗前，医生、物理师及技术员还要完成许多工作，需要患者耐心等待。

13. 辅助治疗 VS 新辅助治疗

提到胃癌的辅助治疗手段，很多人想到的便是"化疗""放疗"以及"靶向治疗"等。自20世纪90年代以来，"新辅助治疗"逐渐火热并开始应用于胃癌治疗。但"新辅助治疗"是什么？和辅助治疗相比，仅仅是时间上新与旧的差异吗？

一般说来，辅助治疗指手术切除肿瘤后，继续接受抗肿瘤治疗，而"新辅助治疗"指的是在手术前接受抗肿瘤治疗。

新辅助治疗主要有以下四个目的：一是降低原发肿瘤分期，缩小肿瘤病灶，提高肿瘤切除率；二是杀灭微小转移，减少复发可能，提高生存时间；三是可以评估患者化疗、放疗敏感性；四是如果能达到病理完全缓解，则可以显著延长患者生命。

新辅助治疗为了降期降级，从而延迟了手术时间，对于新辅助治疗不敏感的患者，存在肿瘤进展风险；新辅助治疗后由于治疗相关的副作用，患者身体状态会有下降，可能增加围手术期并发症发生风险；新辅助治疗后有组织水肿、充血和炎症反应等，会增加手术难度。

新辅助化疗作为新辅助治疗中最重要的一环，对所有患者都适合吗？当然不是，只有肿瘤进展风险较高以及恶性程度较高的患者，才是新辅助化疗的受益人群。在化疗方式的选择上，术前分期很重要。对我国来说，目前临床上主要对于术前分期为T3–4或N1–3且无远处转移的患者采用新辅助化疗。

新辅助化疗常用化疗方案的选择，需要高效、低毒，综合考虑药物和患者的个体情况。目前欧洲的主要新辅助化疗方案为表柔比星＋顺铂＋5–氟尿嘧啶（ECF方案），而在我国尚未形成统一标准，奥沙利铂＋亚叶酸钙＋5–FU（FOLFOX方案）、奥沙利铂＋卡培他滨（XELOX方案）等均有应用。推荐的化疗周期为2～4个。

除了新辅助化疗，新辅助放化疗、联合靶向药物的新辅助治疗均有一定的研究，但临床应用较少。

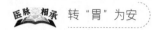

14. 分子水平精准 "歼敌"
——靶向治疗

当前，晚期胃癌患者的主要治疗手段是化疗，研究表明此种方法可延长总生存期，但副作用较突出。相比于传统化疗，靶向治疗可以更为精准地发现和攻击肿瘤细胞，而对正常细胞损伤较小。随着靶向治疗的兴起，以及分子生物学在晚期胃癌中的应用，胃癌的分子靶向治疗逐渐受到人们的重视。目前针对胃癌的靶向药物主要针对的靶点为 EGFR、HER-2、VEGF、VEGFR、mTOc-MET、HGF 等。

靶向治疗是在细胞水平上，针对当前研究已经明确的致癌靶点（该位点可以是肿瘤细胞内部的一个蛋白分子，也可以是一个基因片段），通过药物或者其他手段，干扰阻断肿瘤的发生、生长和转移。可设计针对该靶点的治疗药物，药物进入体内会特异地选择致癌靶点来相结合发生作用，使肿瘤细胞特异性死亡，而不会波及侵犯肿瘤周围的正常组织细胞，所以分子靶向治疗又被称为 "生物导弹"。常见的靶向通路有：EGFR 信号通路、HER-2 信号通路、VEGF 信号通路、多靶点酪氨酸激酶抑制剂。

靶向治疗精准、有效率高、疗效显著、使用方便，因精准杀伤不波及正常细胞，毒性明显小于化疗。但是靶向治疗的价格较贵，副作用较为明显，主要为皮疹、腹泻、口腔溃疡等，少数有严重副作用如间质性肺炎。靶向药物具有耐药性，使用一定时间后会产生耐药，肿瘤出现进展，这时需升级靶向药物或者进一步更换治疗方案。

特别提醒

靶向治疗的受众不同，使用前需进行基因检测，进而使用相应的靶向药，不能盲目试药。

15. 增强自身"杀敌"能力
——免疫治疗

免疫治疗作为一种新兴疗法，目前研究非常火热。免疫治疗主要包括了免疫检查点抑制剂、细胞因子及过继性免疫治疗等。目前研究较广泛的是免疫检查点抑制剂，当前针对 CTLA-4、PD-1 和 PD-L1 靶点的三种主要免疫检查点抑制剂药物被开发用于临床前和临床研究。此免疫疗法通过药物人为地激活、增强患者自身免疫细胞的功能，依赖患者自身的免疫功能杀灭癌细胞。此免疫疗法目前已取得了一定的成果，但大多数药物及方案还在临床试验阶段。这里介绍一下主要的免疫检查点抑制剂药物。

（1）单枪匹马闯难关

欧狄沃（纳武利尤单抗注射液）：2020 年 3 月，中国国家药品监督管理局正式批准可用于治疗晚期胃癌一线的 PD-1 抑制剂，全人群均可获得生存获益。帕博利珠单抗、替雷利珠单抗、曲美木单抗等对于胃癌相关治疗还在研究中。

国产免疫抑制剂：卡瑞利珠单抗、特瑞普利单抗、舒格利单抗、卡度尼利单抗等研发层出不穷。2022 年 6 月，卡度尼利单抗注射液获批在中国上市。国产免疫抑制剂针对胃癌治疗的临床研究表明具有良好的抗肿瘤效果，其他相关临床试验还在开展中。

（2）给足马力联合战

免疫治疗药物单用效果较局限，已有多项研究表明免疫治疗联合其他治疗（如化疗、靶向治疗）能获得更好的治疗效果。

免疫治疗联合化疗：2021 年 8 月 30 日，经中国国家药品监督管理局批准，欧狄沃注射液联合氟尿嘧啶和铂类药物共同化疗用于治疗晚期或转移性胃癌、胃食管连接部癌或食管腺癌患者。此欧狄沃联合化疗方案，是中国首个且目前唯一获批用于晚期胃癌一线治疗的免疫联合化疗疗法。

免疫治疗联合靶向治疗：抗 HER-2 单抗联合抗 PD-1 单抗：曲妥珠单抗与帕博利珠单抗联合用药治疗已证明具有良好临床疗效，目前主要针对 HER-2 阳性的胃癌患者。

16. 晚期了，打场联合"阻击战"

晚期胃癌的患者可触及上腹部质硬固定的肿块、肿大的左锁骨上淋巴结，会出现一些全身症状，例如咳嗽、贫血、营养不良、恶病质、意识障碍等。

我们通常所说的"早期"与"晚期"并不是指胃癌发生时间上的早期或晚期，而是指癌变在胃壁中浸润的深度。浸润深度越深，治疗效果越差，若出现远处转移，治疗效果更差。

我们的胃壁在显微镜下共分为四层，从内到外依次为黏膜层、黏膜下层、肌层、浆膜层。进展期胃癌（包括中、晚期）指的是肿瘤的浸润深度超过了黏膜下层而进入肌层、浆膜层甚至突破浆膜层向外生长，有远处转移病灶。

晚期胃癌患者治疗的主要目的是减轻痛苦，控制并发症，提高生活质量，延长寿命。晚期胃癌患者治疗后要定期随访观察，监测转移、复发，尽可能采取措施延缓病情的进展。

（1）靶向治疗大军

随着靶向治疗的兴起以及研究者们对于胃癌发生、发展机制的不断深入研究，胃癌的靶向治疗研究日新月异。靶向药具有高疗效和低副作用的优点，为晚期胃癌患者的治疗带来了新希望。目前针对胃癌的靶向治疗包括曲妥珠单抗（抗 HER-2 抗体）、贝伐珠单抗（抗 VEGFR 抗体）、西妥昔单抗（抗 EGFR 抗体）、阿帕替尼（高度选择 VEGFR-2 抑制剂）等。

（2）免疫治疗大军

免疫抑制分子 PD-1 的全称为程序性死亡受体 1，而 PD-L1 是 PD-1 的配体，PD-L1 与 PD-1 可以配对、结合，调节免疫 T 细胞的活化和效应功能。PD-1 位于 T 细胞上，与 PD-L1 结合后使 T 细胞失去对癌细胞进攻的能力。肿瘤细胞的作用是上调 PD-L1，与 T 细胞的 PD-1 结合后导致肿瘤浸润淋巴细胞（也就是免疫细胞），使其失去杀伤能力，从而导致肿瘤生长不受抑制。

目前针对 PD-1 的单抗药物主要有帕博利珠单抗、卡瑞利珠单抗；针对 PD-L1 的单抗药物主要有度伐利优单抗、阿替利珠单抗。虽然针对胃癌目前已有免疫抑制剂获批，但如果要给患者带来更长期的生存，还需要着力研究解决耐药问题。

（3）联手作战

目前两两联合治疗已经擦出"火花"。免疫治疗联合靶向治疗的主要方向是抗 HER-2 单抗联合抗 PD-1 单抗即曲妥珠单抗联合帕博利珠单抗进行治疗，目前已成功地用于 HER-2 阳性的胃癌患者；而这种用于 HER-2 阳性的胃癌患者的联合化疗研究也带给我们惊喜。还有一个方向是抗 PD-1 单抗联合抗血管生成药物，抗 PD-1 单抗联合阿帕替尼也为胃癌患者带来了新的方案。首个国产新型抗 HER-2 靶向药物维迪西妥单抗于 2021 年 6 月正式获得国家药监局批准上市。

此外，新型抗 HER-2 靶向药物 DS-8201 也是关注度火热的靶向治疗药物，据报道目前已在香港上市但还未在中国大陆上市。更多免疫治疗与靶向治疗联合方案的研究正在进行中，若未来能应用于临床，对于晚期胃癌患者来说将是极大的福音。对于晚期胃癌患者，积极推荐参加胃癌相关临床研究。

吃好、睡好、复查好

大病之后
对身体、对人生一定都有新的认知
保持平常心，学点新知识
配合好医生，尽早康复

1. 做了手术就痊愈了吗

答案是：No！

做了手术不代表痊愈，手术并不能保证完全清除残存的癌细胞，依然有复发、转移的可能性。有数据表明患者即使施行根治性切除术后，仍有约60%的患者因肿瘤复发、转移等因素死亡。此外，部分患者可能会出现术后相关并发症。患者手术后需要结合个体情况及具体胃癌分期，选择性进行术后辅助治疗、康复护理等措施来预防、减少复发，延长生存期。

（1）注意术后并发症

胃癌术后的常见并发症有：胃肠吻合口相关并发症（吻合口出血、吻合口瘘、吻合口狭窄）、十二指肠残端瘘、胰瘘、胃瘫、术后肠梗阻等。并发症的发生会进一步降低患者的生活品质，甚至危及患者生命。

（2）谨遵医嘱按时复查

术后一定要谨遵医嘱，定期完成术后复查。一般情况下，术后前2年每3个月进行一次复查；第3~5年每6个月进行门诊复查一次；第5年起每年随访一次。复查的项目主要包括询问临床病史、体格检查、血常规检查、肿瘤标志物检查、肝肾功能检查、幽门螺杆菌检查、腹盆腔CT、胃镜检查等，若身体出现异常情况，及时到医院进行复查。

（3）完善术后辅助治疗

术后辅助治疗方式主要有放疗、化疗、免疫治疗、靶向治疗等。目前临床上多采用联合治疗，如二联、三联等以达到更好的治疗效果，具体方案由医生根据每位患者特点进行制定。

（4）做好居家康复护理

术后居家要注意各方面康复护理，如运动锻炼、饮食、特殊管理，等等。视个人情况运动，情况较好者可适量运动，增强体质，而情况较差者如骨转移患者，多伴有骨质疏松，需预防跌倒；注意饮食的选择（少渣饮食、低脂饮食、高纤维饮食、糖尿病饮食、低蛋白饮食等），饮食中可以适当增加食物多样性，增加优质蛋白质、蔬菜、水果、全谷物摄入量，减少肉及饮酒，少食多餐、细嚼慢咽；携带胃或空肠喂养管出院的患者及家属应认真学习正确的居家喂养管理，输注食物前后用温开水冲洗喂养管，以免管路堵塞等。

2. 术后陪护时要注意什么

术后，家属在陪护时注意观察患者的神志、体温、脉搏、呼吸、血压、疼痛强度、血氧饱和度和病情变化及心理状况等，必要时可以做好记录，如出现突发状况及时呼叫医护人员。

术后麻醉作用消退后，很多患者会感到伤口部位疼痛，家属除了及时咨询医生，采取合适的镇痛方式外还可以多安慰疏导患者。一般在全麻手术之后、清醒前，建议采取去枕平卧位，头偏向一侧。麻醉清醒后若血压稳定，可以取低半卧位，有利于呼吸和循环，减少切口缝合处张力，减经疼痛与不适，利于体位引流。

肥胖等腹部张力较大的患者可以用腹带固定，避免腹压增大导致伤口裂开。身体情况允许的患者可以加强营养支持，营养状况的改善有助于降低切口不愈合或延迟愈合的概率。

定期换药能够保持伤口部的卫生和清洁，避免伤口发生感染，也能够及时观察切口的愈合状况等，如果伤口周围出现红肿、渗液等情况，记得及时通知医生。

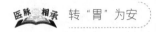

3. 术后怎么吃康复得好

对于大多数胃癌患者来说，手术是首要的治疗方式，术后合理的饮食护理对患者的康复有着重要的促进作用。

患者开始恢复饮食的依据有两个：①饿不饿？主观的饥饿感是胃恢复蠕动的标志。②有没有排气？排气（即放屁）是肠道恢复蠕动的标志。

术后 1～2 天，可以在医生的指导下少量饮水或果汁，有助于促进胃肠道蠕动。术后 3～4 天，这段时间适合吃流质，即呈液体状态或入口即化为液体的食物；需要少量多餐，一日 6～7 餐。但流质能量偏低，不适合长期食用。推荐的流质有：各种稠米汤、藕粉、蒸嫩蛋羹、去渣鲜果汁、去渣蔬菜汁。

术后 1～2 周，这段时期内半流质是推荐的饮食，即由流质向软食的过渡阶段，食物需去骨去刺、切碎煮软，一日 6～7 餐。推荐的半流质有：各种粥、烂糊面、瘦肉末、去骨鱼、虾、菜泥、果泥。

术后 2～3 周，这段时间适合吃软食，即把正常食物清淡烹调、切碎煮烂；正常 3 餐外可适当加餐 1～2 次。推荐的软食有：软米饭、馒头、面条、鱼、虾、蛋、绿叶菜的嫩菜叶、水果。

延伸阅读

康复期饮食原则

三多：多吃蔬果、高蛋白、易消化的食物。

三少：少吃精制糖、盐、脂肪。烹调油限 2～3 汤匙。

三搭配：荤素、粗细、红白肉的搭配。食物制作时尽量精细加工，炖烂煮软，切短切小。

白肉（如鸡、鸭、鱼）可以适当多吃。红肉（如猪、牛、羊）可以少量摄入，不宜多吃。

术后 1 个月，可逐渐增加每餐的餐量，减少次数，由软食过渡到普食。患者在普食阶段依然要遵循"三多、三少、三搭配"的原则。

4. 不同术式患者的饮食注意事项

胃癌患者需要严格控制油炸、辛辣、刺激性食物如浓咖啡、浓茶及冰镇饮料的摄入，但过热、过甜的食物也要限制。胃手术后，由于胃酸的减少或缺乏会进一步影响铁的吸收，导致缺铁性贫血，此时可适当补充一些含铁食物，如动物肝脏、菠菜等。

结合患者的手术方式，需要建立正确的饮食习惯。对于近端胃切除的患者来说，进食后最好 30 分钟坐立，预防反流性食管炎；进行远端胃切除的患者应注意预防倾倒综合征，进餐宜只吃较干食物，在餐前或餐后 30 ~ 60 分钟再饮用液体食物，进餐时半坐位，餐后注意平卧 20 ~ 30 分钟。

5. 术后留置管和引流管的注意事项

（1）胃管

妥善固定胃管，固定胃管的胶布应该每天更换，防止过敏，并注意不要长期贴于同一皮肤部位；注意观察胃管刻度，一般成人胃管深度在 45 ~ 55cm，若怀疑胃管脱出，应及时通知医护人员；保持胃管通畅，定时冲洗、抽吸胃液，一般每 4 小时一次，冲洗、抽吸时注意用力不可过猛，防止损伤胃壁或吻合口；密切观察胃液的颜色、性质和量并做好记录，如有异常及时通知医护人员；防止胃管打折，搬动或翻动患者前后注意观察胃管情况；长期鼻饲的患者，橡胶胃管每周更换一次，硅胶胃管每月更换一次。

（2）引流管

引流管固定妥当，防止脱落或滑入体腔内；引流管周边的皮肤出口处严格按照无菌消毒技术换药，避免感染，注意观察引流管周围皮肤有无红肿、皮肤破损情况，患者出现引流处疼痛时及时告知医护人员；患者及家属需注意避免压迫或扭曲引流管，保持引流通畅；实时观察，记录引流管里的颜色、量和性状，防止阻塞，如有异常及时告知医护人员；腹腔引流袋放置位置应低于穿刺部位，防止引流液倒流，引起逆行感染；无菌引流袋需定时更换，患者带管出院期间，更换引流袋时建议到附近医院由医护人员更换。无条件到医院进行更换的患者，自行更换时注意无菌操作，先消毒引流管口后再连接引流袋。

延伸阅读

什么时候可以拔管

患者的胃肠、消化功能恢复情况及手术方式不同，拔除胃管的时间也不同，胃癌手术后一般 3～10 天拔胃管。如果行毕Ⅰ式胃大部切除术，一般术后 3～5 天恢复排气、排便后，无腹胀即可拔除胃管；如果行毕Ⅱ式胃大部切除术，拔胃管时间在 7 天左右；部分行开腹的胃大部切除术患者，在术后10 天左右才能拔除胃管。

术后引流管一般留置 5～6 天即可。术后第一天一般可引流出 100～300 mL 的血性液体，随后逐日减少，待每日引流量低于 20 mL 以下时，可以考虑拔除引流管。但部分患者身体恢复较慢，且腹腔引流液较多时，需要 7～10 天才可拔除引流管。

6. 胃癌术后有哪些并发症

胃癌手术顺利完成了，但医生并不会掉以轻心。因为在术后，有些患者可能出现并发症。家属在陪护时也要注意观察，一旦发现异常要及时告知医护人员。

胃癌术后的主要并发症有以下几种。

（1）术后出血

胃癌术后胃管内若不断有新鲜血液流出大多是吻合口出血，主要是血管缝合不够完全，也可能是吻合口黏膜出血，而术后两周发生的出血，可能为吻合口缝线处发生了感染，或者是应激性胃溃疡出血。

（2）术后胃瘫

一般发生于术后 2～3 天，患者通常会出现恶心、呕吐等症状。若进行 X 线造影检查，可见胃蠕动波减弱、胃肠吻合口通过欠佳等表现，可能和迷走神经的切断和胃张力的改变有关。

（3）吻合口破裂或吻合口瘘

患者突发腹部剧烈疼痛、出血等，多由于组织水肿、营养不良、吻合技术欠缺导致。

（4）十二指肠残端破裂

多见于毕 II 式输入袢梗阻，患者突发上腹部剧痛伴发热，腹膜刺激征阳性，腹腔穿刺可见胆汁样液体。

（5）术后肠梗阻

急性完全性输入袢梗阻：患者上腹部剧烈疼痛、呕吐，但呕吐物不含胆汁，腹部查体可扪及上腹部肿块。

慢性不全性输入襻梗阻：患者腹部疼痛，长期无法缓解，呕吐物为大量胆汁。

输出襻梗阻：常由术后肠粘连导致，患者上腹部饱胀，严重时可发生呕吐，呕吐物为胆汁和食物。

吻合口梗阻：多由于吻合口过小导致，患者上腹部饱胀、呕吐，呕吐物多为食物，无胆汁。

（6）倾倒综合征

早期倾倒综合征：大约发生于进食后半小时，主要由于餐后胃内容物进入肠道速度快，肠道内分泌细胞大量分泌血管活性物质，患者出现心悸、乏力、面色苍白等一过性血容量不足表现，伴恶心呕吐、腹泻。

晚期倾倒综合征：发生于进食后 2 ~ 4 小时，主要由于食物进入肠道吸收后，刺激胰岛素大量分泌，血糖降低，故又称低血糖综合征。患者出现头晕、乏力、面色苍白等低血糖症状。

（7）碱性反流性胃炎

多发生于术后数月或数年，主要由于毕Ⅱ式术后胃肠道生理功能紊乱，碱性物质反流入胃，导致胃黏膜屏障受损。患者常表现为上腹/胸骨后的烧灼痛，进食加重，伴有胆汁性呕吐，呕吐后腹痛不缓解。

此外，胃癌术后患者常由于胃容量降低，消化功能受到影响而导致患者出现体重减轻、营养不良等表现。胃壁细胞分泌胃酸和内因子，胃癌术后的壁细胞数量大量减少，导致发生缺铁性贫血或者巨幼细胞性贫血。胃癌术后胃酸分泌量降低，钙离子吸收出现障碍，患者多经 5 ~ 10 年后出现隐性骨质软化或者骨质疏松等。

7. 出现术后并发症要怎么处理

（1）术后出血

对于少量渗血的患者，可以采用抗酸剂、止血药或者生长抑素控制出血。若出血较多可以采用消化内镜下止血，若内镜止血无效则需要急诊手术下进行止血。

（2）术后胃瘫

患者出现胃瘫之后应首先采取禁食补液，胃肠减压，给予肠内营养支持，并且及时纠正患者的水电解质紊乱。可以使用促进胃动力的药物（如吗丁啉，莫沙比利等），此时不宜再次手术治疗。同时家属应做好安慰工作，及时疏导缓解患者的恐惧焦虑情绪。

（3）吻合口破裂或瘘

若患者胃肠壁发生坏死，应立即禁食补液，胃肠减压。一旦发现患者出现坏死穿孔，腹膜炎体征明显，则需要立即进行手术探查。

（4）十二指肠残端瘘

患者一旦确诊十二指肠瘘，应立即进行二次手术。

（5）术后肠梗阻

首先采用禁食补液，胃肠减压等保守治疗。若患者出现突发的腹痛、压痛、反跳痛或者出现肠管的坏死、休克，则需要及时手术治疗。

（6）倾倒综合征

早期倾倒综合征可采用调整饮食方式的办法，少吃多餐，避免甜度高的食物，严重者可采取生长抑素治疗。晚期倾倒综合征应当减缓碳水化合物的进食，严重者同样采用生长抑素进行治疗。

（7）碱性反流性胃炎

采取胃黏膜保护剂（枸橼酸铋钾，硫糖铝等）、促胃动力剂（多潘立酮，莫沙比利等）、消胆胺等，患者应少食多餐，餐后多运动。若症状严重，可采用胃空肠 Roux-en-Y 手术治疗。

此外，营养不良患者应注意调节饮食，少吃多餐，尽量食用高蛋白、低脂肪（鸡胸肉，牛肉等）食物，注意补充维生素。若患者出现缺铁性贫血应及时给予铁剂治疗，若出现巨幼细胞性贫血应及时补充叶酸、维生素 B_{12} 等。发生骨软化、骨质疏松时，患者应及时补充钙剂和维生素 D，促进体内钙离子的吸收。

8. 手术后复查的主要项目

胃癌术后的复查非常重要：可以观察手术效果，掌握患者身体恢复情况；科学精准制订下一步治疗、调养方案；及时发现肿瘤复发或转移，避免错过最佳治疗时机；尽早排除可能出现的并发症，最大限度地降低患者痛苦。患者及家属应当引起重视，并积极主动配合医生进行系统性、规范化、全方位、例常性的复查工作。

术后复查的具体项目主要包括以下几种。

（1）X 线、CT、超声波等影像学检查：快速无创确定手术效果，如吻合口是否愈合良好、是否有局部并发症、肿瘤是否有残留等。同时能够监控肿瘤是否发生转移，争取能够第一时间采取补救治疗措施。

（2）血常规、血生化等化验检查：全方位判断患者的健康状态，如营养状态、肝肾功能、是否有复发的可能，是保障患者健康、巩固治疗效果的双重保险。

（3）胃镜：是观察手术效果、预防复发及并发症的最直观、准确的选择，建议患者遵医嘱定期进行。

9. 不同时期可以做哪些运动

研究证实，体质指数 BMI ≥ 35 的患者，肿瘤的复发率及死亡率升高。科学的运动能够进一步提高患者的免疫力，从而有助于患者的康复。但要注意胃癌术后，不同的时期要选择不同的运动方式。

（1）术后 1~7 天

胃癌术后的头几天，患者如无任何禁忌证，可以由家属搀扶，在病房内走动，或轻轻按摩腹部，促进肛门排气，加快恢复身体的各项功能。

手术创口较大、不易下床的患者，可以在床上做一些肢体或翻身运动，避免长期卧床不动。

（2）术后 1 个月

这段时间是伤口愈合的时期，患者本身比较虚弱，主要选择一些幅度较小、体能消耗低的运动项目，比如慢走、散步等。

（3）术后 1 个月~术后 6 个月

这段时间伤口基本愈合，加之患者饮食摄入的增加，可以选择低强度的有氧运动。节奏可控，较为放松的运动如慢跑、瑜伽、太极拳等，都是很好的选择。

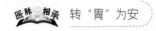

（4）术后半年

术后半年患者基本恢复，可以保持正常的运动状态。

10. 放化疗期间副作用的处理

放化疗是治疗癌症的重要手段之一，可以有效地杀死肿瘤细胞，但同时对正常的细胞也会一定的影响，引起一些副作用。

放疗的副作用主要是辐射性损伤，根据不同放疗部位损伤的表现会不同。比如：口干、口腔黏膜破溃、腹泻等放射性黏膜炎表现；皮肤干燥、瘙痒、破溃等放射性皮炎表现；咳嗽、气促等放射性肺炎表现；头痛、呕吐、记忆力下降等放射性脑组织损伤表现。

化疗引起的副作用包括有：恶心、呕吐等消化道反应；脱发；转氨酶升高、肾功能不全等肝肾功能损伤；白细胞减少导致易感染，血小板减少、贫血等骨髓抑制；心律失常、心脏衰竭等心脏毒性反应；血尿、尿频尿急等泌尿系症状；以及神经毒性、过敏反应，等等。

因此，肿瘤患者应该在各专科进行规范化治疗，谨遵医生制订的放化疗方案，减少副作用的发生。

放化疗期间出现副作用应该注意以下几点。

（1）保持良好的营养状态

放化疗会对身体造成一定程度的损伤，因此患者应该保持良好的营养状态，按医生的建议进食，以增强身体抵抗力。

（2）注意休息

放化疗会使身体消耗大量能量，因此需要适当休息，同时保持心情愉悦。

（3）注意其他药物副作用

放化疗期间会使用某些药物以控制副作用，但是这些药物也可能会引起深静脉血栓等并发症。因此，在使用这些药物时应该注意观察身体变化，并及时就医。

11. 胃癌放化疗期间怎么吃

胃癌患者在放化疗期间，由于胃肠道受到的刺激较重，大脑中枢、骨髓也可能会出现不同程度的副反应，进而影响胃肠道的正常功能。因此，患者可能会出现食欲不佳、恶心、腹泻、胀气、便秘等各种消化道不适的现象。为了改善上述症状，提高身体免疫力，巩固治疗效果，早日恢复健康，放化疗期间的饮食很重要，既要吃得好也要吃得巧，应遵循以下十六字原则：增强食欲、均衡营养、避免刺激、减轻负担。先保证吃得下，再考虑吃得好，同时注重对消化道的保养调理。

以患者的个人饮食习惯为主，但要注重色香味俱全，能激发患者食欲，让患者积极主动开心饮食。均衡营养很重要，高蛋白、高能量、高维生素的食材是首选。避免刺激性食物，饮食应清淡、少油盐、忌生冷辛辣黏腻。尽量减少碳酸饮料、咖啡、茶、酒的摄入，避免怪味食物，少去有刺激性气味的场所。

放化疗期间还要注意减轻饮食负担。可适当增加流食的比例，避免暴饮暴食，推荐少食多餐。适当减少高纤维素的食材（带麸皮、玉米、大豆、芹菜、苦瓜等）。饭后避免剧烈运动，适当卧床休息，不要穿太紧的衣服。

12. 肠内营养和肠外营养有什么不同

胃肠道是健康人消化食物、吸收营养的器官，但是在经过胃肠手术之后，许多患者并不能和普通人一样正常饮食，需要通过其他途径来补充人体所需要的能量。肠内营养和肠外营养就是临床上针对无法正常进食的患者所采取的常见方法，那么这两种方法具体有什么不同呢？

（1）补充途径不同

顾名思义，肠内营养和肠外营养的最大区别就在于是否利用肠道功能。肠内营养的输入途径包括口服、鼻胃管、鼻空肠置管、十二指肠造口等方式，患者依旧通过肠道吸收营养；而肠外营养则是通过中心静脉或者外周静脉途径，主要利用血液循环吸收营养。

（2）组成成分不同

肠内营养包括要素型、非要素型和组件型制剂。要素型制剂包括氨基酸、脂肪、葡萄糖和多种维生素，主要适用于肠道功能受损的患者；非要素型制剂以完整的蛋白质为主，适用于肠道功能良好的患者；组件型制剂以某种营养素为主，适用于烧伤患者。胃癌术后的营养制剂主要为瑞能肠内营养制剂和能全素肠内营养制剂。

肠外营养：包括碳水化合物、脂肪乳剂、氨基酸制剂、适量的电解质、维生素和微量元素等。

（3）适用条件不同

肠内营养主要适用于胃肠道功能正常但营养物质摄入不足者（昏迷、复杂大手术、大面积烧伤等），胃肠道功能不良者（消化道外瘘、短肠综合征），胃肠道功能正常但其他器官功能不良者（肝肾衰竭、急性胰腺炎）等。

肠外营养主要适用于 1 周以上不能进食，胃肠道功能障碍无法进行肠内营养或者肠内营养无法满足机体需要的患者。

（4）并发症不同

肠内营养的并发症主要包括机械性并发症（食管损伤、造口并发症）、胃肠道并发症（恶心呕吐，腹泻）、代谢性并发症（水电解质紊乱，维生素缺乏）、感染性并发症（吸入性肺炎）。其中最常见的并发症是腹泻，最为严重的并发症是吸入性肺炎。

肠外营养的并发症主要包括静脉导管并发症（气胸、空气栓塞、血管损伤、血栓性静脉炎等）、代谢性并发症（氨基酸代谢紊乱，糖、脂代谢异常，再喂养综合征等）、脏器损伤并发症（肝脂肪变性、肠道屏障功能减弱、胆囊结石）等。

13. 术后为什么要预防深静脉血栓

深静脉血栓（DVT）是指血栓形成于深静脉，通常发生在下肢。胃癌患者血液处于高凝状态，术后较长时间卧床，血液流动缓慢，容易发生深静脉血栓。深静脉血栓如果不及时治疗，可能会导致肺栓塞，危及生命。

胃癌术后预防深静脉血栓的方法有以下几种。

（1）早期下床活动：胃癌术后患者应尽早下床活动，以促进血液循环。患者可在医生的指导下，从床边活动开始，逐渐增加活动量。

（2）使用弹力袜或弹力绷带：弹力袜或弹力绷带可以帮助挤压腿部肌肉，促进血液回流。患者应在医生的指导下选择合适的弹力袜或弹力绷带，并正确使用。

（3）服用抗凝药物：对于高危患者，医生可能会建议服用抗凝药物，以预防深静脉血栓。抗凝药物可以防止血液凝固，减少血栓形成的风险。

胃癌术后患者如果出现腿部疼痛、肿胀、发红，腿部皮肤温度升高，腿部活动时疼痛加重，此时应及时告知医生，检测D-二聚体、下肢深静脉彩超，以排除深静脉血栓的可能。

14. 发现复发或转移的早期迹象

胃癌具有发病率高、死亡率高和复发转移率高的特点。

根据相关研究，胃癌患者术后 5 年生存率仅为 11% ~ 28%。影响术后复发转移的因素包括肿瘤浸润深度和淋巴结受累情况。术后复发率在黏膜下层癌和淋巴结转移阳性患者中明显高于黏膜内癌和淋巴结转移阴性患者。目前的研究指出，胃癌的复发转移与 TNM 分期、肿瘤分化程度、肿瘤大小、化疗周期以及术后辅助治疗密切相关。

手术后复发是影响胃癌患者生存状况的主要影响因素。根据复发时间、部位以及机制的不同，可以将其分为不同的类型。具体的分类方式请见下页表格。

随着临床胃癌根治技术的不断进步，早期胃癌治愈率大于 50%。胃癌术后的前 2 年是复发转移高危期，因此充分了解胃癌复发转移的早期迹象十分重要。常见复发转移的早期迹象如下。

胃癌术后复发转移分类

按复发时间分	复发早期	术后 2 年内复发
	复发中期	术后 2～5 年内复发
	复发晚期	术后 5 年以上复发
按复发部位分	局部复发	癌细胞在与原始肿瘤相同的区域重新出现（残胃、吻合口、区域淋巴结）
	区域复发	癌细胞返回到原始肿瘤部位附近的区域（腹膜种植、腹腔转移性占位、恶性腹腔积液）
	远处复发	癌细胞出现在身体另一个较远的部位，远离原发肿瘤的位置（肝、肺、脑、骨、肾上腺等器官，远处淋巴结）
按复发机制分	连续性复发	肿瘤从残留的原发病变处连续生长、浸润
	非连续性复发	肿瘤从原发部位处向其他部位远处转移

（1）机体表现异常

在未明显改变饮食生活方式的情况下，胃癌复发早期迹象主要表现为各种类型的消化道症状，如上腹部胀痛、恶心、消化不良、呕吐、呕血、黑便、贫血等。

此外，烧心、皮肤黄疸、体重急骤减轻、腹部或背部不明原因持续或间歇性疼痛也应当考虑为胃癌复发前兆。

胃癌复发的表现通常是上腹部感觉症状，有时伴有心窝区的隐隐作痛，但上述表现和胃炎发病表现类似，也可以暂时减轻。

如果病灶出现于胃窦区，可引起十二指肠结构变化，并产生节律性剧痛，类似溃疡病的表现，很容易被误诊为十二指肠溃疡。

（2）原发部位症状

尽管根治性手术旨在完全切除肿瘤，但由于癌细胞残留、手术范围有限、肿瘤侵犯周围血管和神经等因素，可能导致胃癌的局部复发。

当发生局部复发时，患者会感到局部的疼痛和不适，或者在手术区域出现肿块、硬块、溃疡等。

经内窥镜复查发现手术区域出现溃疡或不明原因的出血，需要关注是否有复发。

胃癌患者术后发生局部复发时，其影像学检查（X线造影、CT扫描、MRI）可见异常表现。经腹部超声检查发现手术区域内出现肿块或囊肿，需要考虑是否为局部复发。

（3）转移部位症状

早期的转移部位主要为腹膜转移复发，而晚期主要位于残胃及周围淋巴结。依据不同的转移部位，身体会有不同的表现。

内脏转移症状：如果转移至肝脏，可能会发生肝区胀痛等症状，更严重的还可以发生黄疸、腹腔积液、下肢浮肿等现象。如果肿瘤扩展至整个肺部，会出现不明原因的干咳、低热、呼吸困难、胸闷、气促等现象，很容易误认为是流感、肺部病毒感染。

淋巴结肿大：当体表触摸到无痛性、质地较硬、活动度较差的一个或多个肿大淋巴结时，特别是左侧锁骨上淋巴结，应及时排除胃癌复发和转移的可能性。胃癌远处淋巴结转移的第一站通常位于此处。

骨转移症状：当发生骨转移时，相应转移部位的骨关节会出现疼痛和活动障碍，表现为间歇性的剧烈疼痛，尤其是在夜间。此外，还可能出现病理性骨折现象。

胃癌术后复查期间，经影像学检查发现腹膜表面有结节、肿块或浸润病灶，淋巴结肿大、形态不规则，肝脏区域出现多个低密度或高密度影像，肺部出现多个结节、斑点影像，可能为复发转移的征兆。

（4）术后指标改变

胃癌术后肿瘤复发可能会导致某些血清肿瘤标志物的改变，如 CEA、CA19-9、CA72-4 等。值得注意的是，这些指标的变化不一定意味着肿瘤复发转移，但如果发现了这些指标的变化，需要及时综合其他临床信息和检查结果进行评估，排除肿瘤复发转移的可能。

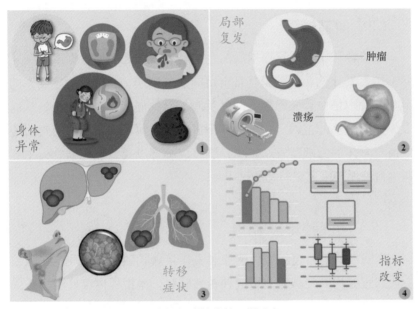

胃癌复发或转移的早期迹象

15. 胃癌会向哪里转移

胃癌可以通过多种途径发生转移，胃癌转移扩散的途径主要包括以下几种。

（1）淋巴结转移

淋巴结作为胃癌主要的扩散部位之一，癌细胞可以通过淋巴系统传播至淋巴结及其他淋巴器官，例如腹腔淋巴结以及腹膜后淋巴结等地。研究发现，阳性淋巴结数目愈多，淋巴结转移的风险便愈高，术中所需的清扫范围也随之扩大，进而增加了术后复发和转移的潜在可能性。

（2）血液转移

血液转移是早期胃癌术后的主要转移方式之一，占据了 47% ~ 68% 的复发比例。胃黏膜具备丰富的血液供应，当受到一定因素的影响，特别是血管淋巴管受到累及时，导致癌细胞进入血液，从而成为血液转移的主因。一旦癌细胞进入血液循环，便能够通过血液传播至身体的远端器官。其中，肝脏、肺部以及骨骼等器官，主要通过血液循环来完成转移的过程。

（3）腹膜腔转移

在晚期胃癌，癌细胞可能通过直接接触扩散的方式种植在腹膜表面和腹腔内其他器官，形成种植性转移。术中胃内容外溢、残胃内再发癌是胃癌术后发生腹腔腹膜种植转移的重要原因。

（4）其他器官转移

胃癌转移部位除了肝、肺、骨骼之外，也可能会转移到脑部、脾脏、肾脏、男性睾丸、女性卵巢等位置。

胃癌发生转移的部位会受到肿瘤类型、分期、治疗和个体差异等多种因素影响。早期发现和综合治疗可以帮助患者控制和管理胃癌转移，提高胃癌的生存率和患者生活质量。

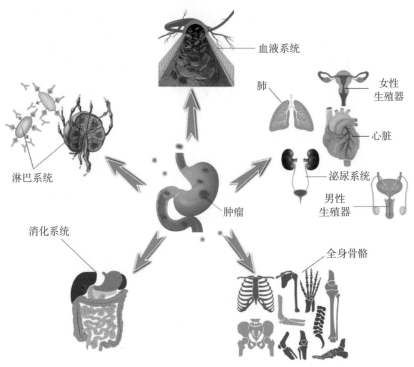

血液系统

肺

女性
生殖器

心脏

泌尿系统

男性
生殖器

淋巴系统

肿瘤

消化系统

全身骨骼

胃癌的转移途径

16. 复发或转移了，五步"克敌"

胃癌复发莫慌张，专业治疗是关键。

胃癌根治术后容易发生复发和转移，这往往是导致大多数胃癌患者死亡的原因。因此，如果出现胃癌术后的复发或转移，有必要采取专业而有效的治疗策略。总结一下，有五大重要措施。

（1）手术切除最有效，放疗化疗可辅助

手术切除是治疗胃癌术后复发最有效的方法，如癌细胞没有扩

散到其他器官或淋巴结，手术切除是最优的选择。对于局部复发或特定部位转移的胃癌患者，且以前未接受过放射线治疗，在身体状况允许的条件下，可以考虑采取放疗的方式辅助治疗。化学药物治疗通常被用于控制病情、缓解症状并延长生存期。通过静脉注射或口服的方式，将化学药物输送至体内，也可以达到辅助治疗的目的。

（2）靶向免疫新选择，临床试验有希望

胃癌的靶向治疗主要是利用针对特定分子靶点的药物来抑制肿瘤的生长和扩散，常见的靶向药物包括阿帕替尼、曲妥珠单抗、贝伐珠单抗、雷莫卢单抗等。胃癌的免疫治疗旨在激活免疫系统，帮助自身对抗癌细胞。通常采用的免疫药物有左旋咪唑、干扰素、免疫核糖核酸、T细胞生长因子、肿瘤坏死因子、香菇多糖等，可刺激机体免疫增强，从而起到抗癌的作用。部分肿瘤疫苗，如合成肽疫苗、重组蛋白疫苗、核酸疫苗等，可直接诱导机体对肿瘤特异性抗原进行免疫反应。

（3）饮食起居有规律，戒烟戒酒要牢记

胃癌复发后的饮食和生活方式管理也十分重要，可以帮助患者提高生活质量、积极应对病情。在胃癌复发期间，患者应保持均衡饮食，选择富含营养的食物，例如蔬菜、水果、谷物和优质蛋白质。同时，应避免过多摄入精加工食品、高糖高脂食物和刺激性食物。切忌吃太饱，以减少胃部不适。严格戒烟戒酒能够减少副作用，改善生活质量。适度的体育锻炼有助于促进身体康复。

（4）调整身心放轻松，坚定信心不放弃

胃癌复发很常见，保持积极的情绪有助于身体康复，可以通过冥想、休息、团体支持等方式来缓解压力，学会与复发的癌症共存。寻找适合自己的娱乐方式，保持社交活动，为自己设定健康目标，拥有坚定的信念，始终保持希望和动力。

（5）定期复查防复发，健康生活乐逍遥

　　胃癌复发时应当及时就医，医生会根据患者个体情况给出专业的建议。影像学检查（CT、MRI、PET-CT）常用于检测是否有复发或转移，常规血液检查可以监测肿瘤标志物如 CEA、CA19-9 等变化，帮助判断肿瘤的状况。内窥镜检查可以直接观察胃内部的情况，发现任何异常。定期的复查能早期发现和处理复发情况，复查结果可以帮助我们尽早找出异常症状。

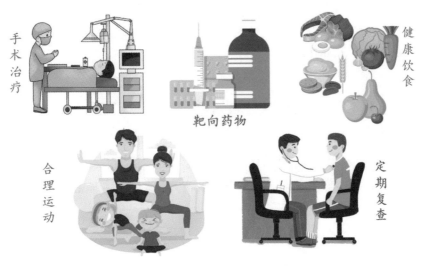

手术治疗

靶向药物

健康饮食

合理运动

定期复查

胃癌复发了怎么办

17. 终末期患者的关爱照护

　　终末期的患者长期经受病痛的折磨，我们应该更多地给予关爱、安慰，照护方面主要分心理护理、临床护理、病情及身体状况监测、疼痛处理、饮食生活习惯护理、谨慎用药几大方面。

（1）心理护理

家属应多陪伴患者，倾听心声，满足心愿，营造温暖和谐的休养环境。尽可能让患者放松心情，减轻心理压力，获取信心和勇气。

（2）临床护理

因患者免疫力较为薄弱，应注重避免各类型的感染，保持室内环境舒适整洁。根据患者的身体状况，进行淋浴、温水擦浴等维持身体清洁，改善血液循环。对于长期卧床的患者，应特别注意定期更换柔软平整的床铺，有针对性地在身体受力较多的部位增加一些缓冲措施，防止压疮、血栓性静脉炎等的发生。

（3）病情及身体状况监测

应通过观察患者精神面貌、排泄物状况等方式，注意监测患者的病情及身体状况，提前做好准备。随时应对可能发生的突变及衰竭，及时报告医生，采取相关应对措施，最大限度地避免危险情况。

（4）疼痛处理

可以采用针灸、按摩等方式缓解患者因肿瘤细胞侵染、放化疗、长期卧床等原因造成的疼痛，尽可能减轻患者痛苦。

（5）饮食生活习惯护理

以患者喜好为主，富含营养、易于进食及消化、不刺激肠胃。另外应忌烟酒，作息规律。

（6）谨慎用药

患者可能会伴随有其他疾病，使用相应药品一定要在医生的指导下进行，避免因药物相互作用造成副作用，损害患者的健康。

18. 术后 5 年了，可以不复查了吗

在接受胃癌手术后，患者会遵循医嘱进行定期随访，以防复发，但也有患者提出疑问：术后 5 年了，可以不复查了吗？

首先我们需要明确，胃癌是一种高度恶性的肿瘤，具有很高的复发和转移风险，因此即使手术实现了胃癌的完全切除，也不能保证患者痊愈，仍需要长期随访观察。尽管根据专家共识，超过 5 年的胃癌复发是很罕见的，因而可以在术后 5 年停止随访，但对于术后复查的频率和方案，还应根据患者个体情况而定。

术后的随访对于早期发现和治疗胃癌的复发和转移至关重要，在复查过程中，医生会对患者进行血液和影像学的检查，以便早期发现问题和早期干预。一旦因未按时完成复查而出现复发和转移的情况，则会导致病情的恶化，大大影响胃癌的治疗效果和患者生存率。

除了定期复查，患者本身也需注意自我身体症状，如出现了胃痛、腹胀、恶心、呕吐等，需要及时就医进行检查和治疗。同时，还要保持良好的生活方式和饮食习惯，避免吸烟饮酒等胃癌的易感因素，以预防胃癌的复发和转移。

因此，即使术后 5 年，我们仍建议患者坚持复查。我国现行的规律化随访细则为：术后 2 年内，建议每 3～4 个月复查一次；而后每半年复查一次；5 年以后可以一年复查一次。

他们的新生故事

一个个不幸的人和勇于担当的好医生团队
一起创造的幸运故事

1. 肿瘤指标"全阴"的原位癌

　　63 岁的李大爷这几个月来总感觉自己的肚子不太舒服，因为没有很影响生活也就没有在意。那天李大爷的女儿来看望他，李大爷和女儿说了最近肚子不舒服的事情，女儿立马给李大爷预约了消化内科的门诊，让李大爷去检查一下，好让大家放心。

　　李大爷在门诊做了一系列的检查，又是抽血、又是 CT。忙活了一上午，李大爷拿着检查报告重新找到了医生。

　　医生看到上腹部增强 CT 显示胃窦壁轻度增厚，建议大爷做个胃镜，更直观地看看胃里面的情况。大爷很焦虑，怕自己得了什么不治之症。医生安慰他：现在的一些肿瘤指标 CEA、CA19-9、CYFRA211、SCC、CA72-4、AFP，都是阴性的，我们就是通过内镜看一下胃内部的情况，如果有小病灶还能顺便处理掉，不用太担心。

　　过了一周，大爷来做胃镜检查了。

　　在内镜下，医生看到胃窦大弯有一大小约 2.0cm×2.5cm 浅表凹陷型病变，边界清晰，中央凹陷处覆盖白苔，周边呈结节状隆起，触之质软。用靛胭脂染色后发现病变处着色不均，周边隆起处浅染，中央呈湖状分布。超声内镜显示病变区域黏膜层增厚，呈不均质低回声改变，与黏膜下层分界欠清。于是医生给大爷进行了内镜黏膜下剥离术（ESD）治疗，完整切除的组织做了病理检查。

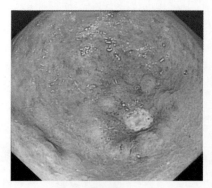
内镜下

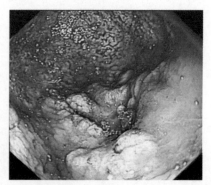
染色后

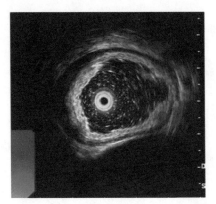

超声内镜下

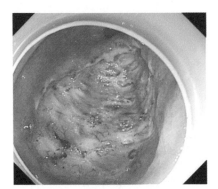

ESD 治疗

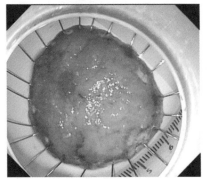

切除的组织

李大爷从麻醉中醒过来以后，焦急地询问医生自己的情况。医生让大爷不用担心，内镜下已经进行过治疗了，病理报告过几天可以拿到。

一周后，大爷拿到了自己的病理报告，上面提示：腺上皮低级别上皮内瘤变，局灶高级别上皮内瘤变，切缘阴性。

见李大爷很不解，医生告诉他，上皮内瘤变是一种癌前病变，有转化成癌的风险；局灶高级别上皮内瘤变是一种原位癌，但现在发现得早，做了内镜下的处理和治疗；切缘是阴性的，说明内镜切除得很干净，实现了治愈性切除，后期只要定期复查就可以了。

李大爷听后松了口气，还好自己听了女儿的话来做了检查，要是一直拖下去可能就真的是癌症了。

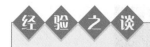

经验之谈

　　如果有持续性的腹部不适，腹部不适进行性加重，进食后疼痛、进食后饱胀等症状，一定要尽快就诊，早诊早治。同时，胃溃疡型病变并非都是良性的溃疡，需要警惕恶性溃疡的可能。有时，一次活检的阴性并不能排除癌性病变，溃疡型病变通常需要在治疗 1 ～ 2 个月内复查胃镜，重复取活检。必要时多点活检、在图形增强内镜或色素内镜的指引下精准靶向活检，可以提高活检的阳性率，降低早期胃癌的漏诊率。

2. 老了胃口不好，也不要掉以轻心

　　徐大爷今年 65 岁了，最近发现自己的胃口不太好，吃一点东西就肚子胀。一开始他觉得自己只是年纪大了，胃口变差是正常的，一直自己吃点消化药对付对付。后来偶尔听说隔壁邻居查出来胃癌，最开始也是吃不下。一惊之下，徐大爷连忙到医院就诊。

　　常规的血常规、凝血功能、肝肾功能检查以及肿瘤指标 CEA、CA72-4、AFP、CA19-9、CA242、CA50 等检查下来，均无特殊。上腹部增强 CT 提示胆囊结石、双肾囊肿、腹主动脉硬化。虽然没有明显异常，但医生考虑到徐大爷的年纪大、症状持续的时间久，建议进行胃镜检查，进一步明确诊断。

　　内镜下发现在胃窦体交界有一大小约 2.5cm×2.5cm 隆起型病变，边界清晰，表面呈结节状粗糙不平，中央区域充血发红。色素内镜靛胭脂染色下可见病变区域着色不均，隆起结节区域淡染。超声内镜显示病灶位于黏膜层，呈现不规则低回声改变，与黏膜下层分界欠清。内镜下活检提示"腺癌"。经充分评估认为病灶为早期胃癌，是内镜下治疗的适应证。于是对徐大爷进行了早期胃癌的内镜黏膜下剥离术（ESD 术）。术后标本的病理提示"高级别上皮内瘤变，黏膜内浸润癌"，于内镜下做了治愈性切除。

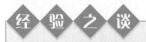

　　这个病例告诉我们，早期胃癌可能只是表现为消化不良等不典型症状，很多年纪大的人会当成正常的情况而忽视。对于经治疗后无改善的"消化不良"等症状不可掉以轻心，一定要及时就医，进一步检查。

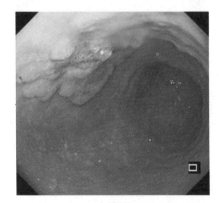
内镜下

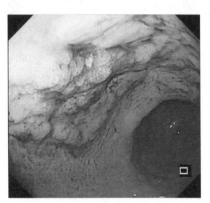
染色后

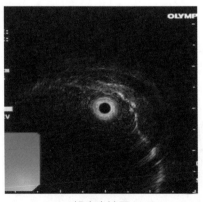
超声内镜下

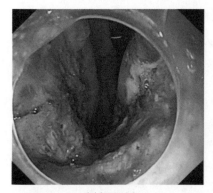

内镜下形态

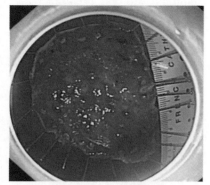

巨检标本（肉眼观察）

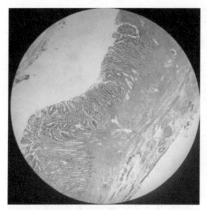

镜下观察（×40）

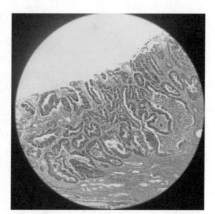

镜下观察（×200）

3. 远端胃癌，"机器人"辅助手术根治

王女士是一位白领，平时工作繁忙，熬夜是家常便饭。她的三餐也不规律，经常饥一顿、饱一顿。十个多月前，她觉得自己上腹部隐痛不适，但由于工作繁忙也没在意。近期疼痛加剧了，还伴有轻微压痛，于是她来到了消化内科就诊。

内镜下，医生在胃角切迹看见一约 3.5cm×3.0cm 大小的溃疡型病灶，上覆白苔，周围黏膜充血水肿，取了一小块组织做病理检查，提示是胃角腺癌。王女士被转入了胃肠外科，术前 CT 等检查提示肿瘤处于相对早期的阶段，外科医生给她进行了机器人辅助胃癌根治术。

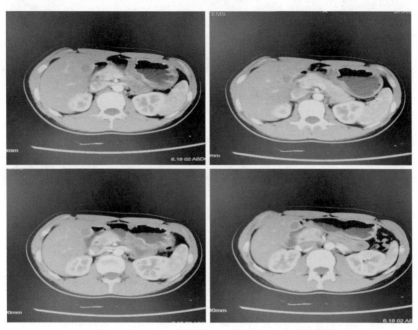

CT 扫描显示胃角小弯侧胃壁不规则增厚，局部黏膜强化

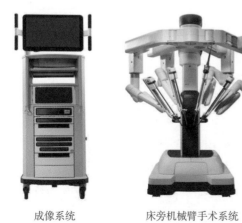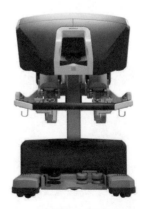

成像系统　　　　　床旁机械臂手术系统　　　　医师操作系统

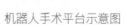

机器人手术平台示意图

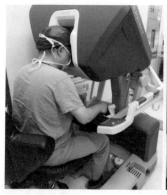
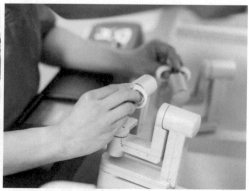

外科医师操作手术机器人平台

手术很顺利，王女士术后第2天就下床活动并开始饮水，术后第3天开始进食流质，第6天进食半流质，第7天顺利出院。因为没有出现术后并发症，手术的伤口很小，王女士恢复得很快。

一周后的术后病理再次证实了"胃癌"的诊断，并且证实整个肿瘤及其周围淋巴结都被完整

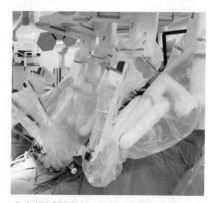

床旁机械臂在外科医师操作下完成手术

切除。虽然肿瘤没有侵犯周围器官，但是肿瘤周围淋巴结有部分转移，且肿瘤血管内可见癌栓，周围神经也有癌细胞的侵犯。王女士很担心肿瘤会复发或者转移，医生安慰她不要太焦虑，接受术后的

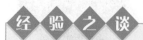
经验之谈

随着外科手术技术的进展和综合诊治方法的完善，胃癌患者的围手术期安全极大地提高，患者的生命得以延长。另外，患者还可以接受腹腔镜、机器人手术平台等微创手术技术，疼痛更轻、恢复更快。当然，术后个体化的综合治疗、定期的随访和复查也是非常重要的举措。

辅助化疗是可行的方案。

医生给予了术后 8 个周期的 SOX 方案化疗。王女士谨遵医嘱，规律复查，目前已经术后 2 年了，肿瘤没有复发，病情平稳。

4. 癌进展了，新辅助治疗来帮忙

55 岁的李先生近两个月觉得自己吃东西越来越困难了，太大块的东西吞咽时感觉很难受，吃一点就觉得肚子胀，体重也在慢慢下降。于是，他连忙到医院检查。

医生在内镜下看到在距离门齿 39cm 至贲门及胃体上部有一个巨大新生物，中央有溃疡形成，覆盖有污苔，周围呈不规则的堤状隆起，取了一块组织活检提示是印戒细胞癌。

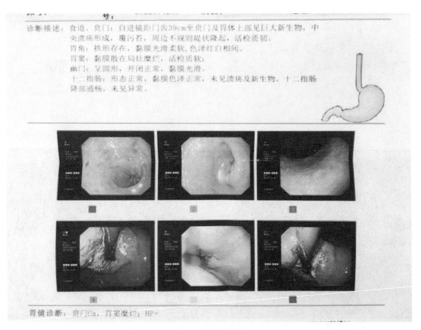

内镜报告

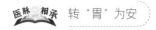
此外，李先生的腹部增强 CT 结果显示食道下段至贲门及胃体胃小弯增厚，最厚 19mm，累及黏膜层，明显强化，影像分期为cT3N1M0。医生担心肿瘤已经发生了转移，建议李先生做了个全身

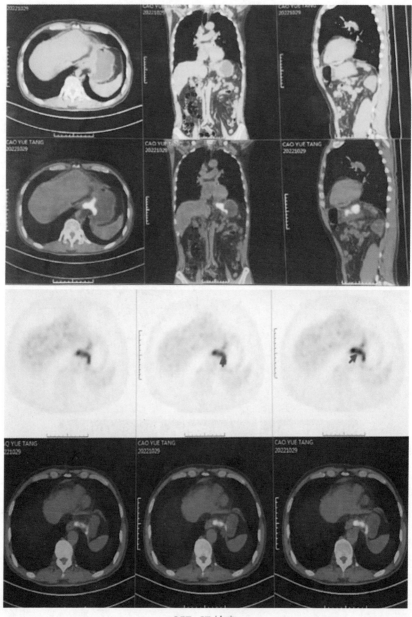

PET-CT 检查

PET-CT 看一下全身的情况，结果证实了贲门及胃小弯侧恶性肿瘤的结论，并且胃小弯侧、贲门附件淋巴结都出现了癌转移。

李先生拿到自己的报告感觉天都塌了，自己只是这两个月才开始觉得进食吞咽困难，怎么一下子就得了巨大肿瘤，还出现了转移？自己才 50 几岁，怎么就快不行了呢？

医生安慰李先生说，像他这样的情况并不少见。由于胃癌早期的症状很隐蔽，很多人都不在意，等真正出现症状来就诊的时候都是中晚期了，而且他这个病理结果是印戒细胞癌，属于胃癌类型中最容易发生转移的类型。但也不用太悲观，我们还是有治疗方案的，而且临床上也取得了不错的疗效。

经过多学科会诊（MDT），各个科室专家都认为如果直接进行手术，因为肿瘤侵犯食管，手术创伤会很大，而且可能肿瘤残余。因此医生给出了针对李先生的治疗方案：先进行术前新辅助治疗（化疗联合免疫治疗），待肿瘤缩小后，再进行根治性手术。

李先生经过 4 周的新辅助治疗后重新复查了腹部 CT 等检查，结果都显示肿块较上一次有了明显的缩小。再次经 MDT 讨论评估后，认为肿瘤明显退缩，医生决定行机器人辅助根治性全胃切除 + 腹腔淋巴结清扫。

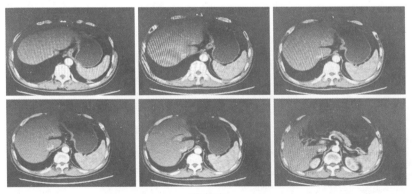

CT 复查

手术很顺利，李先生术后 4 天开始进食流质，6 天后开始进食半流质，7 天后顺利出院，没有出现任何并发症。术后病理报告提示胃癌细胞明显退缩，术前新辅助治疗非常有效。

李先生在出院后恢复很好，继续定期化疗，截至目前，病情平稳，没有复发转移迹象。

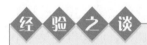

经验之谈

　　胃癌早期症状隐匿，因此我们建议定期体检，胃镜检查是十分必要的，早诊早治可以显著提高胃癌患者的生存率和改善预后。相对早期的胃癌可以直接内镜下手术、腹腔镜手术或者机器人手术，达到根治的目的。局部晚期的胃癌，术前的新辅助治疗可以有效缩小肿瘤，为后期再行根治性手术提供良好的准备，病人也可以获得相对长期的生存。而已经有远处转移的晚期胃癌也并不是无药可救，目前的化疗、放疗、免疫治疗也在临床广泛应用，通过多手段的应用，患者也可以取得较好的疗效，达到延长生命、改善生活质量的目的。

5. 被判 "死刑" 了，转化治疗获新生

人到中年，在职场打拼的张先生面对持续繁重的工作和家庭压力，深感疲惫。他平时饮食作息不规律，近半年来，总觉得自己上腹胀痛。开始以为只是普通的胃病，在社区医院开了点胃药服用，但效果并不显著，于是便四处求医，最终来到了我们医院。

医生给予了常规的检查，只有血常规提示张先生的血红蛋白偏

低，各项肿瘤标志物都没有异常。然而，胃镜检查和腹部增强 CT 的结果不太乐观。

医生在镜下见到近幽门连至胃角巨大隆起凹陷型病灶，表面见溃疡白苔，周围黏膜结节状隆起，管腔有狭窄。胃镜诊断为胃窦 – 胃角肿瘤，病理活检提示低分化腺癌。腹部增强 CT 提示胃窦部胃壁明显不均匀增厚，最厚处约 17mm，周围浆膜面模糊，小网膜囊、大网膜及十二指肠周围数个淋巴结肿大，大者直径约 11mm。考虑到张先生的肿瘤可能发生了转移，医生建议张先生做一个 PET-CT 来明确全身的状况。

PET-CT 给出了同样的结论，考虑恶性肿瘤，且肿瘤转移可能大。

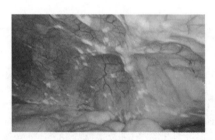

腹腔镜探查

在此基础上，外科医生进行了腹腔镜的探查，发现胃窦部恶性肿瘤，腹膜及盆腔多发粟粒样大小不等白色结节。腹膜结节的病理结果为：见腺上皮样异型细胞，考虑转移癌。张先生被打上了"胃癌伴腹膜转移，Ⅳ期（cT4aN＋M1）"的诊断。

张先生及家人都陷入了极度恐慌。Ⅳ期相当于晚期，肿瘤发生了转移，传统的手术已经无法切除所有病灶了，那还能活多久呢？上有老下有小，作为家里顶梁柱的他要是垮了，这个家该怎么办啊！

医生经过讨论，考虑到张先生年纪轻、一般情况良好，决定先进行转化治疗，再根据治疗效果确定是否进行手术。

前三个月，张先生进行了 4 个疗程的化疗＋免疫治疗，除了 3、4 疗程出现轻度白细胞减少之外，并未出现其他的副作用，治疗期间肿瘤标志物均处于正常水平。4 个疗程结束，复查腹部增强 CT、胃镜以及 PET-CT。

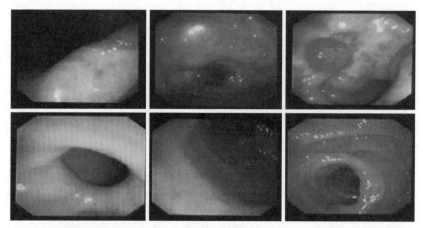

治疗前内镜检查

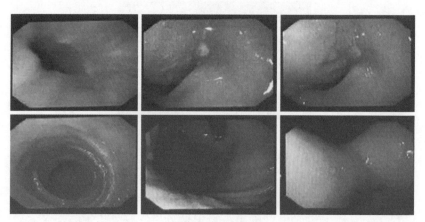

转化治疗后复查

　　胃镜下，在胃窦处见两枚溃疡，大小为 0.6~0.8cm，表面覆白苔，周围黏膜充血，触之易出血。活检病理提示依旧是低分化腺癌，但肿瘤大小较之前已有明显的缩小。

　　腹部增强 CT 报告显示胃窦部胃壁增厚较前片有所好转，最厚处约 13mm，小网膜囊、大网膜及十二指肠周围数个淋巴结肿大，直径较前缩小。PET-CT 的结果对比前片增厚的胃壁范围缩小，胃右、十二指肠球部前方、胰颈后方淋巴结较前缩小。

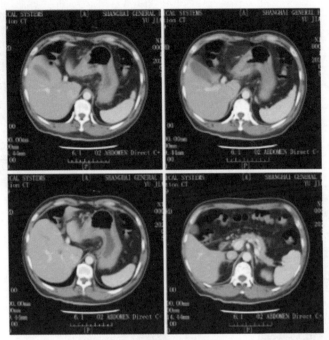

治疗前腹部增强 CT

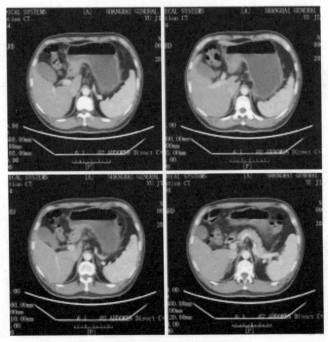

治疗后腹部增强 CT 复查

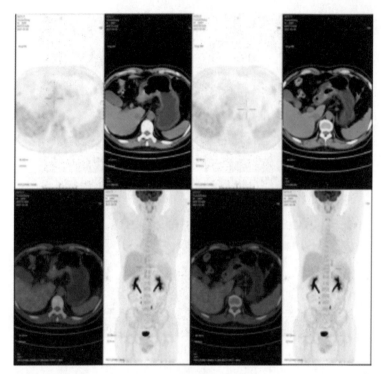

治疗前 PET-CT 检查

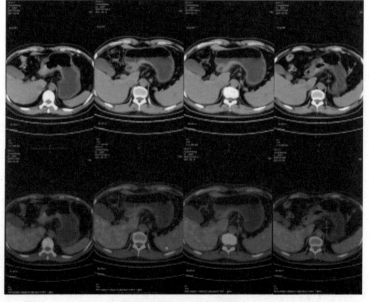

治疗后 PET-CT 复查

再次腹腔镜探查时，外科医生惊喜地发现，腹膜转移灶消退，可见白色纤维化样结节，再次活检的病理提示是纤维脂肪组织的增生，不是转移病灶了！同时腹腔灌洗液也没有发现肿瘤细胞。这些检查结果都提示转化治疗效果很好，现在的张先生已经达到根治性手术的条件。

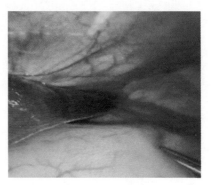

再次腹腔镜探查

于是，外科医生进行了胃癌根治术。手术很顺利，切下的肿瘤病理结果显示低分化腺癌，部分为印戒细胞癌，肿瘤组织伴有明显的炎症细胞浸润、纤维组织增生等转化治疗后的改变。

出院前，医生告知张先生目前肿瘤已经被完全切除了，腹膜原先的转移灶也已经退缩，后期继续原方案进行化疗＋免疫治疗，定期复查就可以了。

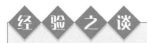

在这个病例中，我们可以看到随着现在新兴治疗技术的飞速发展，化疗联合免疫治疗可以有效地实现Ⅳ期胃癌患者的转化治疗，使他们获得手术根治的机会，为被判"死刑"的患者带去新生的希望。所以，不要轻言放弃，相信专业医生，和我们一起携手打赢这场肿瘤的歼灭战！